W0297897

CARL AUER
LebensLust

Eine kostenlose Audiotrance zu diesem Buch finden Sie auf der Internetseite
carl-auer.de/besser-schlafen

Weitere Downloads sind erhältlich unter
http://besserschlafenmitselbsthypnose.de

Heinz-Wilhelm Gößling

Besser schlafen mit Selbsthypnose

Das Fünf-Wochen-Programm für Aufgeweckte

Zweite Auflage, 2021

Umschlaggestaltung: Uwe Göbel
Satz: Verlagsservice Hegele, Heiligkreuzsteinach
Printed in Germany
Druck und Bindung: CPI books GmbH, Leck

MIX
Papier aus verantwortungsvollen Quellen
FSC® C083411

klimaneutral
Mehr Bäume.Weniger CO_2

Zweite Auflage, 2021
ISBN 978-3-8497-0084-3 (Printausgabe)
ISBN 978-3-8497-8258-0 (ePUB)

Bibliografische Information der Deutschen Nationalbibliothek:
Die Deutsche Nationalbibliothek verzeichnet diese Publikation
in der Deutschen Nationalbibliografie; detaillierte bibliografische
Daten sind im Internet über http://dnb.d-nb.de abrufbar.

Informationen zu unserem gesamten Programm, unseren Autoren
und zum Verlag finden Sie unter: **https://www.carl-auer.de/**.
Wenn Sie Interesse an unseren monatlichen Nachrichten haben,
können Sie dort auch den Newsletter abonnieren.

Carl-Auer Verlag GmbH
Vangerowstraße 14 • 69115 Heidelberg
Tel. +49 6221 6438-0 • Fax +49 6221 6438-22
info@carl-auer.de

Inhalt

Hinweise zum Haftungsausschluss

Die in diesem Buch vorgeschlagenen Übungen und Maßnahmen basieren auf der jahrzehntelangen ärztlichen und hypnotherapeutischen Erfahrung des Autors. Sie wurden mit größtmöglicher Sorgfalt unter Berücksichtigung des aktuellen Erkenntnisstands der wissenschaftlich begründeten Medizin konzipiert.

Es ist nicht die Absicht des Autors oder des Verlags, individuelle Diagnosen zu stellen oder konkrete Therapieempfehlungen zu geben. Das in diesem Buch beschriebene Programm stellt keine Therapie dar. Es bietet Hilfe zur Selbsthilfe an und ersetzt keine ärztliche bzw. psychotherapeutische Behandlung.

Eine Haftung für unerwünschte Wirkungen oder Folgen wird nicht übernommen. Wer mithilfe der beschriebenen Anleitungen und Maßnahmen Schlafprobleme oder Schlafstörungen angeht, tut dies natürlich auf eigene Verantwortung.

Im Rahmen einer medizinischen bzw. psychotherapeutischen Behandlung kann man einzelne Bestandteile des vorliegenden Programms oder auch das Gesamtprogramm in Absprache mit dem Arzt bzw. Psychotherapeuten als zusätzliche, unterstützende Begleitmaßnahme heranziehen.

Vorwort

Schlafen ist wundervoll – Körper und Geist erholen sich, Erfahrungen werden verarbeitet und das körpereigene Abwehrsystem gestärkt. Doch was ist, wenn der Schlaf ausbleibt? Wenn man abends lange auf den Schlaf wartet? Oder ständig früh aufwacht, nur um dann bis zum Aufstehen wach im Bett zu liegen? Wenn die negativen Gedanken anfangen zu kreisen, und man genau weiß, dass man am nächsten Tag nicht die gewohnte Leistung bringen kann?

Sehr viele Menschen – vielleicht Sie eingeschlossen – leiden unter Ein- und Durchschlafstörungen und fühlen sich auch am Tage ständig müde und erschöpft. Konzentration und Gedächtnisleistung lassen nach, und auch gesundheitliche Probleme können eine Folge von Schlafstörungen sein. Schlafmedikamente verbessern zwar kurzfristig das Ein- und Durchschlafen, die meisten der üblichen Schlafmedikamente reduzieren jedoch den für die Erholung notwendigen Tiefschlaf.

Doch Schlaf ist nicht nur ein körperlicher Zustand. Schlaf ist vor allem auch ein geistiger Zustand, d. h., unsere Erwartungen, unsere Vorstellungen und Wünsche sowie unsere Sorgen und Ängste beeinflussen unseren Schlaf. Warum wachen wir in der Nacht vor einer wichtigen Prüfung häufiger auf? Weil wir uns in unserer Vorstellung schon bei der Prüfung befinden und uns vielleicht vor dem möglichen Misserfolg fürchten. Warum wachen wir manchmal kurz vor dem Wecker auf? Weil wir durch unsere Vorstellung unsere Schlafdauer beeinflussen können. Doch können unsere Vorstellungen den Schlaf auch verbessern? Genau hier setzt dieses Buch an.

In seiner sehr gut geschriebenen und wissenschaftlichen fundierten Anleitung beschreibt Heinz-Wilhelm Gößling verschiedene Strategien der Selbsthypnose, mit denen man den eigenen Schlaf verbessern und vertiefen kann. Die Texte sind einfach zu verstehen und anzuwenden, und es stehen zusätzlich Hörbeispiele zum Herunterladen zur Verfügung. Die positive Wirkung von hypnotischen Imaginationen auf den Schlaf haben wir bereits in mehreren Studien in unserem Schlaflabor wissenschaftlich beweisen können (siehe die Imagination „Wie ein Fisch im Wasser“, S. 115). Damit ist dieses Buch ein sehr wichtiges und Hoffnung gebendes Buch für alle Menschen, die unter Schlafproblemen leiden und nach wirkungsvollen Alternativen zu Schlafmedikamenten suchen. Ich wünsche Ihnen ganz viel Erfolg beim Üben und Anwenden der Selbsthypnosen und natürlich von Herzen eine geruhsame Nacht!

Prof. Dr. rer. nat. Björn Rasch, Universität Freiburg (CH)

Mehr als ein Vorwort – zur Einstimmung

Ein nicht ausreichend erholsamer Schlaf gehört in unseren Breiten zu den häufigsten gesundheitlichen Beeinträchtigungen. Vermutlich haben die sich rasant verändernden, zunehmend schlaffeindlichen Lebensbedingungen und Lebensgewohnheiten mit dazu beigetragen. Unser Alltag ist gekennzeichnet von einer durchkommerzialisierten und -elektronisierten Welt, wie sie vor 50 Jahren nur in »abgedrehten« Science-Fiction-Filmen vorstellbar war.

Aber war früher wirklich alles besser – selbst der Schlaf? Auch in längst vergangenen Zeiten, als Licht-, Lärm- und Bildschirmverschmutzung noch keine Themen waren, war Schlaflosigkeit nicht unbekannt. So berichtet der griechische Dichter Homer vom schlaflosen Odysseus – aus einer Zeit vor über 3000 Jahren: Der nach zehnjähriger Irrfahrt heimgekehrte Odysseus warf sich – keinen Schlaf findend – auf seinem Nachtlager hin und her. Im heimischen Palast auf Ithaka hatte sich während seiner Abwesenheit eine Horde Männer breitgemacht, die sich dort zusammen mit seiner Frau Penelope vergnügten. Sein »empörtes Herz« hielt ihn vom Schlaf ab und verlangte »bellend« nach Rache, während die Vernunft ihm sagte, er hätte auf seiner abenteuerlichen Reise schon »härtere Kränkung erduldet«.

Auch nach Homer erzählten Schriftsteller immer wieder vom Wachliegen der Menschen. Der englische Schriftsteller Charles Dickens soll zeitlebens ein von Schlaflosigkeit geplagter Mann gewesen sein. Dickens machte sich z. B. in einer seiner zahlreichen schlaflosen Nächte Gedanken über die damals gerade aktuelle »Theorie der zwei Gehirnhälften«. Die eine Hälfte, so malte er sich aus, sei wohl damit beschäftigt, hellwach zu bleiben, um die andere, schläfrige Hirnhälfte zu bewachen. Da sich ein Karussell immer neuer grotesker, auch ekliger Bilder im Kopf des wach liegenden Schriftstellers drehte, stand er schließlich auf und machte einen Nachtspaziergang durch London – »ein Entschluss, der mich annehmbar erleichterte«.

Andererseits vergehen viele Schlafprobleme auch wieder – sei es durch günstige Umstände, sei es dadurch, dass betroffene Menschen häufig intuitiv das Richtige tun, um wieder besser schlafen zu können. Dieses Buch gibt Anregungen dazu und Werkzeuge an die Hand, wie man intuitives, tiefer in uns »schlummerndes« Wissen nutzen kann. Zugleich werden die wichtigsten Erkenntnisse der modernen Schlafmedizin veranschaulicht, vor allem im Hinblick auf den aktuellen Wissensstand über die Bedeutung zeitbiologischer Faktoren (Chronobiologie) für den Tag-Nacht-Rhythmus.

Dieses Buch kann mit dazu beitragen, dass aus Schlafproblemen keine Schlafstörungen werden. Man weiß heute, dass vorbeugende Maßnahmen den weiteren Verlauf von Schlafproblemen maßgeblich beeinflussen und das Auftreten ernsthafter gesundheitlicher Folgeprobleme verhindern können.

Von vorübergehenden Schlafproblemen abzugrenzen sind länger anhaltende Schlafstörungen. Sie stellen eine gesundheitliche Beeinträchtigung dar, die in der Regel einer ärztlichen Abklärung und Therapie, ggf. auch einer psychotherapeutischen Behandlung bedarf. Dabei können die in diesem Buch enthaltenen Übungen – in Absprache mit dem behandelnden Arzt bzw. Therapeuten – als zusätzliche, unterstützende Maßnahme herangezogen werden.

Herzstück dieses Buches sind die Anleitungen zu verschiedenen Formen von Selbsthypnose. Der Begriff »Selbsthypnose« mag an etwas Spektakuläres und Außergewöhnliches denken lassen. Tatsächlich aber versteht die heutige, moderne Hypnotherapie Hypnose bzw. Selbsthypnose als einen natürlichen, ja alltäglichen Vorgang, dessen Phänomene auch im »normalen« Alltagsablauf auftreten. Darauf hat der amerikanische Psychiater und Hypnotherapeut Milton Erickson, der als Erneuerer der traditionellen Hypnose gilt, immer wieder hingewiesen.

Im Kern ist Hypnose bzw. Selbsthypnose ein Vorgang bzw. Zustand besonders konzentrierter, zugleich unangestrengter Aufmerksamkeit. Dabei sind die Übergänge z. B. zu Meditation und anderen Formen der inneren Versenkung fließend. Neurowissenschaftlich betrachtet befindet sich das Gehirn unter Hypnose bzw. Selbsthypnose in einem charakteristischen Funktionszustand, der mit gesteigerter Lernfähigkeit sowie einer Intensivierung von Wahrnehmung und Erleben einhergeht.

Auch die zweite, zentrale Sichtweise dieses Buches ist Milton Erickson geschuldet: Erickson vertraute auf die Selbstheilungskräfte des Menschen, die vor allem in dessen Unterbewusstsein, im intuitiven Wissen, in der »natürlichen Weisheit« des Organismus zu finden sind. Daran knüpfen alle hier vorliegenden Übungen und Anleitungen an.

Von den Anleitungen zur Selbsthypnose sind Audioaufnahmen im Internet unter www.besserschlafenmitselbsthypnose.de erhältlich und können als MP3-Audiodateien heruntergeladen werden.

Es gibt in diesem Buch eine Reihe von Textsorten, die optisch hervorgehoben wurden und dadurch rasch zu erkennen sind:

- Alle Anleitungen bzw. Formulierungen, die zu einer selbsthypnotisch wirksamen Übung gehören, sind *kursiv* gesetzt.
- Tabellen und Übersichten sind durch eine Umrahmung gekennzeichnet.
- Anekdoten, Geschichten und Erfahrungsberichte sind am grauen Hintergrund erkennbar

Der besseren Lesbarkeit wegen verzichtet dieses Buch auf die parallele Verwendung der weiblichen und männlichen Form.

Einzelne Textstellen und Abbildungen nehmen direkt Bezug auf wissenschaftliche Veröffentlichungen. Abweichend von der in Fachbüchern üblichen Praxis wurde auf die jeweilige Quellenangabe unmittelbar bei den betreffenden Stellen verzichtet. Im Literaturverzeichnis am Buchende sind alle verwendeten Literaturquellen aufgeführt.

Bedanken möchte ich mich für die Unterstützung bei diesem Buchprojekt, die ich von der Familie, meinen Freunden, Weggefährten, Kollegen sowie den Teilnehmern meiner Workshops und Seminare erfahren habe. An erster Stelle danke ich meiner Frau Claudia Wilhelm-Gößling. Ihr verdanke ich eine sowohl akribische als auch äußerst fachkundige Durchsicht des gesamten Buchtextes. Dank dieser Durchsicht sind dem Buch unzählige wertvolle Anregungen und Verbesserungen zugeflossen.

Jonas Gößling danke ich dafür, dass ich von seiner Formulierungskunst profitieren durfte.

Bei Stefan Mohr und meinem oberärztlichen Kollegenkreis möchte ich mich dafür bedanken, mir eine Intensivschreibphase ermöglicht zu haben. Zudem gilt mein Dank Stefan Gunkel, der mir bei der Erstellung der Abbildungen zur Seite gestanden hat.

Ralf Holtzmann und Weronika Jakubowska vom Carl-Auer Verlag habe ich es zu verdanken, dass ich mich nach meinem ersten Carl-Auer-Buch – einem Fachbuch mit dem Titel »Hypnose für Aufgeweckte« – gleich an die Arbeit gemacht habe, das Pendant für Carl Auers »LebensLust« beizusteuern. Allen Mitarbeitern des Carl-Auer Verlags danke ich für die bewährte, exzellente Zusammenarbeit bei der Realisierung auch dieses Buches.

Einführung: Wem dieses Programm hilft und wie es funktioniert

In diesem Buch wird ein wissenschaftlich basiertes Übungsprogramm beschrieben, welches dazu dient, den Nachtschlaf zu verbessern. Das Programm gliedert sich in fünf wöchentliche Schritte. Es kann somit als ein aufeinander abgestimmtes, fortlaufendes Fünf-Wochen-Programm angewandt werden. Ebenso ist es möglich, sich je nach persönlichen Vorlieben zunächst nur einem Wochenthema zu widmen und die darin enthaltenen Übungen für sich auszuprobieren. Nach dem eigenen Bedarf können dann weitere Wochenthemen hinzugenommen werden.

Das Programm basiert auf dem derzeitigen Stand der schlafmedizinischen Forschung. Insbesondere die Rhythmik unserer inneren Uhr hat einen großen Einfluss darauf, wie gut bzw. wie schlecht wir schlafen. Die Rhythmen der inneren Uhr werden in der Wissenschaft auch als chronobiologische Rhythmen bezeichnet.

Zu vielen Übungen, die in diesem Buch vorgeschlagen werden, finden Sie Anleitungen in Form von Audiotexten. In diesen Anleitungen kommen Methoden zur Anwendung, welche mittlerweile fester Bestandteil der modernen, wissenschaftlich begründeten Hypnotherapie sind. Die Texte sind an ihrer *kursiven Schrift* zu erkennen und so formuliert, dass sie sich zum Hervorrufen einer Selbsthypnose einsetzen lassen.

Denjenigen, die über ein Smartphone bzw. einen Computer mit Audioaufnahmeprogramm verfügen, empfehle ich, die Anleitungen als Sprachmemo aufzusprechen. Anschließend können die Audioaufnahmen je nach Belieben angehört und zum selbsthypnotisch wirksamen Training angewandt werden. Alternativ sind die Audiotexte im Internet über *www.besserschlafenmitselbsthypnose.de* als Audiodateien im MP3-Format zum Herunterladen erhältlich.

Dieses Buch ist kein Ratgeber im herkömmlichen Sinn, d. h., Sie finden hier keine Ansammlung von Tipps, die ohnehin schon bekannt sind aus den vielen Ratgebern, die es zum Thema »Schlaf« gibt. Was Sie in diesem Buch erwartet, ist ein tiefer gehendes Verständnis dafür, wie unsere innere Uhr tickt und welche psychologischen, also seelischen Hintergründe einen guten Schlaf ausmachen. Und es werden Ihnen mentale Werkzeuge an die Hand gegeben, mit deren Hilfe Sie Ihren Schlaf verbessern können.

Das in diesem Buch beschriebene Programm stellt keine Therapie dar. Es bietet Hilfe zur Selbsthilfe an und ersetzt keine ärztliche bzw. psychotherapeutische Behandlung, wenn diese aufgrund des Schweregrads Ihrer Schlafprobleme nötig sein sollte. Falls Sie unter Schlafstörungen leiden, die einer medizinischen Behandlung bedürfen oder im Rahmen einer psychischen Erkrankung (wie z. B. einer Depression) oder einer körperlichen Erkrankung (wie z. B. Restless-legs-Syndrom) bestehen, kann dieses Programm für Sie eine ergänzende Unterstützungsmaßnahme sein. Fragen Sie in jedem Fall Ihren behandelnden Arzt bzw. Therapeuten, ob dieses Programm passend für Sie ist.

Hätten Sie gedacht, dass ...?

... in Deutschland ein Drittel aller Menschen, die ihren Hausarzt aufsuchen, über Schlafstörungen klagen?

... der statistische Durchschnittsschlaf eines Erwachsenen in Deutschland um 23.04 Uhr beginnt und um 6.16 Uhr endet?

- … die innere Uhr des Menschen jeden Tag neu auf den Tag-Nacht-Rhythmus eingestellt werden muss, um nicht aus dem Takt zu geraten?
- … Jugendliche in Südkorea nachts im Durchschnitt nur fünf Stunden und 46 Minuten schlafen, während Jugendliche in Deutschland es auf durchschnittlich sieben Stunden und 27 Minuten Nachtschlaf bringen?
- … dass das seelische Befinden mindestens genauso viel Einfluss auf die Erholsamkeit unseres Schlafes hat wie körperliche bzw. biologische Faktoren?
- … Hypnose zu den ältesten und effektivsten Heilmethoden der Medizin gehört?
- … der amerikanische Psychiater Milton Erickson der Heilhypnose weltweit zu einer Renaissance in der Medizin verholfen hat und Namensgeber der größten deutschen Fachgesellschaft für Hypnose und Hypnotherapie ist?
- … Selbsthypnose leicht erlernbar ist und als die derzeit beste psychologische Methode gilt, um den Nachtschlaf zu verbessern?

Machen Sie den Test: Wie gut ist mein Schlaf?

Lebensqualität hat viel mit Schlafqualität zu tun. Immerhin verbringen wir ein Drittel unseres Lebens im Bett. Bewerten Sie mithilfe eines kurzen Tests die derzeitige Qualität Ihres Schlafs. Kreuzen Sie einfach bei den fünf untenstehenden Testfragen die für Sie zutreffende Antwort an. Dabei wählen Sie Ihre Antwort danach, welche Aussage für den Zeitraum der letzten vier Wochen am ehesten zutrifft.

1. Mit dem Einschlafen abends im Bett habe ich keine Probleme:

☐ trifft immer zu	(4 Punkte)
☒ trifft meistens zu	(3 Punkte)
☐ trifft manchmal zu	(2 Punkte)
☐ trifft selten zu	(1 Punkte)
☐ trifft nie zu	(0 Punkte)

2. Wenn ich morgens aufwache, fühle ich mich ausgeschlafen:

☐ trifft immer zu	(4 Punkte)
☐ trifft meistens zu	(3 Punkte)
☒ trifft manchmal zu	(2 Punkte)
☐ trifft selten zu	(1 Punkte)
☐ trifft nie zu	(0 Punkte)

3. Ich nehme Schlafmittel oder trinke Alkohol oder rauche Cannabis, um einschlafen zu können:

☐ trifft immer zu	(0 Punkte)
☐ trifft meistens zu	(1 Punkte)
☐ trifft manchmal zu	(2 Punkte)
☒ trifft selten zu	(3 Punkte)
☐ trifft nie zu	(4 Punkte)

4. Entweder schlafe ich nachts durch oder, wenn ich mal nachts aufwache, fällt es mir leicht, wieder einzuschlafen:

☐ trifft immer zu	(4 Punkte)
☐ trifft meistens zu	(3 Punkte)
☒ trifft manchmal zu	(2 Punkte)
☐ trifft selten zu	(1 Punkte)
☐ trifft nie zu	(0 Punkte)

5. Ich wache zu früh auf:

☐ trifft immer zu	(0 Punkte)
☐ trifft meistens zu	(1 Punkte)
☐ trifft manchmal zu	(2 Punkte)
☐ trifft selten zu	(3 Punkte)
☐ trifft nie zu	(4 Punkte)

Rechnen Sie jetzt die einzelnen Punktwerte Ihrer Antworten zusammen und werten das Ergebnis wie folgt aus:

14 bis 20 Punkte

Sie verfügen derzeit über einen guten Schlaf. Glückwunsch! Dieses Buch kann Sie dabei unterstützen, dass es so bleibt.

Übrigens: Jeder Mensch macht die Erfahrung, dass er mal eine »schlechte« Nacht hat oder auch mehrere Nächte hintereinander nicht gut schläft. Aus welchem Grund, ist manchmal so ohne Weiteres gar nicht ersichtlich. Häufig spielt eine aktuelle Belastungssituation – sei es im persönlichen, sei es im beruflichen Bereich – eine Rolle. Oder die unruhige Nacht wird dem Vollmond angelastet.

Zum Glück vergehen die meisten Schlafprobleme wieder so, wie sie gekommen sind. Trotzdem kann es auch für denjenigen, der nur selten oder geringe Schlafprobleme hat, hilfreich sein, sich einige Werkzeuge anzueignen, die es ihm ermöglichen, auch in »stressigen Zeiten« einen erholsamen Schlaf zu finden.

9 bis 13 Punkte

Die Qualität Ihres Nachtschlafs ist beeinträchtigt, zumindest in den letzten vier Wochen. Sie sollten etwas tun für Ihren Schlaf. Dieses Programm wird Sie dabei unterstützen.

Wenn man schon länger als zwei bis drei Wochen unter einer Beeinträchtigung des Nachtschlafs leidet, ist es auf jeden Fall gut, aktiv zu werden, sich schlafmedizinisches Wissen anzueignen und die eine oder andere mentale Übung zu beherzigen. Dadurch wird Ihre Aussicht, gesund zu bleiben und zur inneren Ausgeglichenheit zurückzufinden, erheblich gesteigert.

Schauen Sie sich in diesem Programm um. Wenn Sie z. B. Schwierigkeiten haben, abends bzw. nachts im Bett abzuschalten und Ihnen tausend Gedanken durch den Kopf gehen, könnte es für Sie besonders nützlich sein, sich eine mentale »Umschalttechnik« zuzulegen. Probieren Sie dazu die Übungen aus Woche 1 aus.

Oder vielleicht spricht es Sie eher an, mit einer Tiefenentspannung zu beginnen. In Woche 4 finden Sie mehrere Audiohypnosen zu diesem Thema. Sie können aber, wenn Sie sich einen Überblick zum gesamten Programm verschafft haben, systematisch vorgehen, also von Woche 1 zur Woche 2 usf. bis zur Woche 5.

Benutzen Sie den Fragebogentest, um festzustellen, wie sich Ihre Maßnahmen auf Schlafqualität auswirken. Es empfiehlt sich, nach vier Wochen den Test das erste Mal zu wiederholen und anschließend die Punktwerte zu vergleichen. So können Sie abschätzen, ob Sie auf dem richtigen Weg sind. Ratsam ist ein zweiter Verlaufstest nach weiteren vier Wochen.

Falls Ihre Schlafprobleme schon über einen längeren Zeitraum bestehen, braucht es meistens ein wenig Geduld und Ausdauer, bis die in diesem Buch vorgeschlagenen Übungen eine nachhaltig positive Wirkung zeigen. Vertrauen Sie Ihrer Intuition, Ihrem tieferen, unterbewussten Wissen: Sie spüren selbst am besten, ob etwas Ihrem Wohlbefinden, Ihrer inneren Ausgeglichenheit und Ihrem Schlaf guttut.

Falls sich nach sechs bis acht Wochen keine Verbesserung einstellt und Sie sich durch die Schlafprobleme gesundheitlich beeinträchtigt fühlen, sollten Sie diese ärztlich abklären lassen.

0 bis 8 Punkte

Die Qualität Ihres Nachtschlafs war in den letzten vier Wochen erheblich beeinträchtigt. Dieses Programm kann Ihnen dabei helfen, wieder besser zu schlafen, ersetzt aber keine ärztliche bzw. psychotherapeutische Behandlung. Möglicherweise befinden Sie sich aufgrund der Schlafprobleme schon in Behandlung. Fragen Sie Ihren Arzt bzw. Therapeuten, ob dieses Programm als zusätzliche Unterstützungsmaßnahme für Sie geeignet ist.

Falls Sie sich noch nicht in ärztlicher bzw. psychotherapeutischer Behandlung befinden, sollten Sie sich spätestens dann an einen Arzt wenden, wenn die Schlafprobleme in den nächsten zwei bis drei Wochen nicht besser geworden sind. Fragen Sie Ihren Arzt dabei auf jeden Fall, ob dieses Programm als zusätzliche Unterstützungsmaßnahme für Sie geeignet ist, und ggf. auch, welche Programmpunkte speziell für Ihre Situation am passendsten sind.

Sie haben sich entschlossen, etwas für Ihren Schlaf zu tun, und Sie wollen wissen, ob Sie auf dem richtigen Weg sind? Dann können Sie den Fragebogentest nach vier Wochen das erste Mal wiederholen und anschließend die Punktwerte vergleichen. Bedenken Sie dabei, dass es nicht selten mehr als vier Wochen braucht, bis schon länger andauernde Schlafstörungen deutlich besser werden. Wenn Sie möchten, können Sie einen zweiten Verlaufstest nach weiteren vier Wochen durchführen.

Bei schon längere Zeit bestehenden Schlafstörungen sind die Rhythmen der inneren Uhr nicht mehr gut aufeinander abgestimmt, und diese brauchen Zeit, wieder zu einem regelmäßigen, schlafgünstigen Tag-Nacht-Rhythmus zurückzufinden.

Häufigkeit, Ursachen und Ausdrucksformen von Schlafproblemen

Vorübergehende Schlafprobleme

Mal eine oder auch mehrere Nächte nicht gut schlafen zu können ist eine Erfahrung, die praktisch jeder Mensch kennt. Die Ursachen für eine schlaflose Nacht oder für eine Reihe von schlaflosen Nächten sind sehr vielfältig. Meistens steckt eine berufliche oder persönliche Belastungssituation dahinter, die man abends – meistens ungewollt – »mit ins Bett nimmt« und die dort die Gedanken im Kopf rotieren lässt. Jede Veränderungssituation an sich kann eine derartige Reaktion auslösen, selbst Veränderungen freudiger Natur, z. B. ein Zustand heftiger Verliebtheit oder – im beruflichen Bereich – eine unerwartete, rasante Beförderung.

Manche Menschen denken, dass sie bei Vollmond schlechter schlafen. Bei neueren wissenschaftlichen Untersuchungen ergaben sich tatsächlich Hinweise darauf, dass die Mondphasen Einfluss auf die Schlafqualität haben. In einer Studie zeigte sich, dass bei Vollmond der Melatonin-Spiegel sank. Melatonin ist ein Schlafhormon, welches jeden Abend ausgeschüttet wird und die Schlafphasen steuert (siehe auch in Woche 2 ab S. 54).

Völlig normal ist ein kurzes Wachwerden in der Nacht, so etwa drei oder viereinhalb Stunden nach dem Einschlafen. Denn wir durchlaufen in der Nacht ca. alle eineinhalb Stunden eine Schlafphase, in der wir uns in einem sehr oberflächlichen Schlafzustand nahe dem Wachsein befinden. Wenn man in dieser Phase aufwacht und danach recht bald wieder einschläft, wird die Erholsamkeit des Schlafes dadurch nicht beeinträchtigt. Dies ist erst dann der Fall, wenn deutliche Schwierigkeiten beim Wiedereinschlafen auftauchen.

Zu viel Koffein im Blut

Nicht selten tappt man morgens bei der Frage, warum die vergangene Nacht so unruhig war, im Dunkeln oder kommt erst wesentlich später auf des Rätsels Lösung. So erging es Teilnehmern eines abendlichen Geburtstagsessens. Als Dessert wurde zum Schluss des mehrgängigen Menüs ein »geeister Cappuccino« serviert. Hauptbestandteil dieser köstlichen Nachspeise war ein hoch konzentrierter Kaffeesud, den die Gastgeberin durch das Auskochen einer größeren Menge von Espressobohnen gewonnen hatte.

Als man sich am nächsten Tag wiedertraf, berichteten alle Teilnehmer davon, dass es zwar ein herrlicher Abend gewesen sei, die Nacht jedoch schlaflos. Keiner der Gäste hatte wirklich Schlaf gefunden, einige berichteten über Herzrasen und Schweißausbrüche in der Nacht. Nachdem die Gastgeberin verriet, dass der Nachtisch pro Person umgerechnet etwa sieben Tassen Espresso im Nachtisch enthielt, war die Ursache klar: eine Überdosis Koffein im Blut.

Länger anhaltende Schlafprobleme

Halten Schlafprobleme länger als vier Wochen an, spricht man von einer Schlafstörung. Das Hauptmerkmal einer Schlafstörung besteht darin, dass man sich innerhalb der letzten vier Wochen morgens häufiger – als schlafmedizinisches Kriterium gilt: wenigstens dreimal pro Woche – unausgeschlafen fühlt, also keinen erholsamen Schlaf gehabt hat und sich dadurch in seiner Leistungsfähigkeit deutlich beeinträchtigt fühlt. Das kann zum einen daran liegen, dass die Schlafdauer aufgrund von Einschlafstörungen oder Durchschlafstörungen bzw. zu frühem Erwachen nicht lang genug ist. Oder es liegt daran, dass der Schlaf in seiner Qualität beeinträchtigt ist, z. B. durch zu wenig Tiefschlaf.

Schlafstörungen, bei denen die oben genannten Kriterien vorliegen, gelten als gesundheitliche Beeinträchtigung, die in der Regel einer ärztlichen Behandlung bedarf, z. B. über den Hausarzt. Häufig treten Schlafstörungen im Zusammenhang mit länger anhaltenden, stärkeren Belastungen oder Problemen auf. Oder sie stehen im Zusammenhang mit einer Lebensphase, in welcher der Schlaf besonders störanfällig ist, z. B. bei Frauen in den Wechseljahren oder Menschen im höheren Lebensalter.

Wenn die Schlafstörung nicht im Rahmen einer anderen psychischen Störung oder körperlichen Erkrankung aufgetreten ist, wird sie »primäre Schlafstörung« bezeichnet. Primäre Schlafstörungen sind ziemlich weit verbreitet. In den Staaten der Europäischen Union leiden ca. 7 % der Bevölkerung an einer »primären Schlafstörung«.

Schlafstörungen im Rahmen von Depressionen und Angsterkrankungen

Schlafstörungen können im Rahmen einer Depression oder Angsterkrankung auftreten. Depressionen und Angsterkrankungen wiederum gehören zu den häufigsten psychischen Störungen überhaupt. Man schätzt, dass in der Europäischen Union 14 % aller Menschen unter Angststörungen und 6,9 % unter Depressionen leiden.

Wenn bei Ihnen eine Schlafstörung besteht, die im Zusammenhang mit einer anderen psychischen Erkrankung aufgetreten ist – z. B. einer Depression oder einer Angststörung –, dann sollten Sie auf jeden Fall Ihren behandelnden Arzt oder Psychotherapeuten fragen, ob dieses Programm als Unterstützungsmaßnahme für Sie geeignet ist. Fragen Sie auch nach, inwiefern einzelne Programmelemente für Sie vielleicht besonders nützlich sein könnten.

Schlafstörungen im Rahmen von körperlichen Grunderkrankungen

Eine Reihe von körperlichen Erkrankungen können zu ausgeprägten Schlafstörungen führen. An erster Stelle zu nennen sind das Schlafapnoe-Syndrom sowie das Restless-legs-Syndrom.

Das Restless-legs-Syndrom ist durch einen unangenehmen Bewegungsdrang in den Beinen gekennzeichnet, welcher mit Ziehen, Zucken, Stechen, Kribbeln oder anderen Missempfindungen in den Beinen einhergeht. Der Bewegungsdrang tritt hauptsächlich in Ruhe auf, vor allem abends und nachts. Die Beschwerden bessern sich durch Bewegung. Fachlich zuständig für dieses Krankheitsbild ist die Neurologie.

Beim Schlafapnoe-Syndrom klagen die Betroffenen über Tagesschläfrigkeit trotz ausreichender Schlafdauer. Die körperlich-geistige Leistungsfähigkeit ist deutlich herabgesetzt. Ursache dafür ist eine erhebliche Beeinträchtigung der Schlafqualität durch ungewöhnlich lange Atempausen in der Nacht. Zudem ist der Schlaf bei Menschen, die unter einem Schlafapnoe-Syndrom leiden, häufig von lautem Schnarchen begleitet.

Risikofaktoren für ein Schlafapnoe-Syndrom sind Übergewicht, männliches Geschlecht sowie Nikotin, Alkohol-, Schlaf- und Beruhigungsmittelkonsum. Ob ein Schlafapnoe-Syndrom vorliegt, kann durch spezielle, schlafmedizinische Untersuchungen in einer entsprechend ausgerüsteten internistischen Facharztpraxis bzw. durch ein Schlaflabor im Krankenhaus abgeklärt werden.

Als weitere körperliche Ursachen für eine Beeinträchtigung des Nachtschlafs kommen Schmerzerkrankungen infrage, hormonelle Störungen und selten auch eine Krebserkrankung. Grundsätzlich gilt, dass man bei körperlich bedingten Schlafstörungen mit dem behandelnden Facharzt abstimmen sollte, ob dieses Programm oder einzelne Elemente daraus als zusätzliche Unterstützungsmaßnahme in Betracht zu ziehen sind.

Hypnose – eine uralte Heilmethode

Schon die alten Griechen wussten von der heilsamen Kraft der Hypnose. Im antiken Griechenland wurde bereits 500 Jahre vor Christi Geburt ein sog. »Asklepiuskult« praktiziert: ein von Priestern vollzogenes Ritual, bei dem durch eine Art Heilschlaf gesundheitlich beeinträchtigten Menschen Linderung, wenn nicht sogar Heilung zuteilwurde. Dieser Heilschlaf, in der griechischen Antike auch als »Tempelschlaf« bezeichnet, kann als vorwissenschaftlicher Vorläufer der heutigen, wissenschaftlich begründeten, modernen Form von Hypnose angesehen werden.

Anfang des 19. Jahrhunderts begann die wissenschaftliche Erforschung der Hypnose. Man erkannte, dass die Wirkungen von Hypnose nicht auf göttlichen Eingebungen oder esoterischem Hokuspokus beruhten, sondern auf dem Effekt hypnotischer Suggestionen, mit deren Hilfe z. B. Schmerzen ausgeschaltet werden konnten. Weil es noch keine Narkoseverfahren gab, setzten die Chirurgen Hypnose bei Operationen ein, um dem Patienten Schmerzen zu ersparen. Auf diese Weise konnten sogar erstmals Amputationen vorgenommen werden, ohne dass die Patienten furchtbare Schmerzen erleiden mussten.

Große technische Fortschritte in der Medizin und die Entdeckung einer Vielzahl von Medikamenten ermöglichten es den Ärzten etwa ab der Mitte des 19. Jahrhunderts erstmals, auf chemischem Weg Schmerzen zu stillen und Menschen das Einschlafen zu erleichtern. Das führte dazu, dass die Hypnose als medizinische Heilmethode für längere Zeit in den Hintergrund rückte.

Seit ca. 30 bis 40 Jahren gewinnt die Hypnose erneut eine zunehmende Bedeutung in der Medizin – unter anderem in der Zahnmedizin, ferner bei der Behandlung von chronischen Schmerzen, in der Raucherentwöhnung, bei der Verarbeitung körperlicher Erkrankungen, bei Depressionen und der Therapie von Schlafstörungen. Diese Entwicklung hat vor allem auch mit der Erkenntnis zu tun, dass die Selbstheilungskräfte des Organismus bei Heilungsvorgängen eine viel größere Rolle spielen als bisher gedacht. Und genau auf diese Selbstheilungskräfte des Menschen konzentriert sich Hypnose in ihrer heutigen, modernen Form viel stärker als jede andere Behandlungsmethode.

Milton H. Erickson, Begründer der modernen Hypnose

»Vertraue deinem Unbewussten. Es ist klüger, als du denkst!« lautete das Credo des großen amerikanischen Psychiaters Milton H. Erickson (1901–1980). Seine Arbeiten hatten großen Anteil an der Wiederentdeckung der Hypnose als besonders wirkungsvoller und zugleich schonender Heilmethode.

Aufgrund eigener Erfahrungen erkannte Erickson die Wirksamkeit von Selbsthypnose. Mit 17 Jahren erkrankte er an Kinderlähmung, einer schweren Viruserkrankung, und fiel ins Koma. Nach drei Tagen kam er wieder zu Bewusstsein, war allerdings vollkommen gelähmt und verbrachte die Tage bewegungsunfähig in einem Schaukelstuhl. Ärzte sahen kaum Chancen für ihn, überhaupt das 30. Lebensjahr zu erreichen.

Im Schaukelstuhl sitzend sehnte Erickson sich danach, aus einem Fenster schauen zu können. In Form von Imaginationen malte er sich die einzelnen Abläufe, die dazu nötig waren, vor seinem inneren Auge ganz genau aus. Dabei fiel ihm auf, wie der Schaukelstuhl begann, sich zu bewegen. Dieses Erlebnis ermutigte ihn, mithilfe intensiver, mentaler Vorstellung von Bewegungsabläufen seine gelähmten Muskeln systematisch zu trainieren. Nach einem Jahr konnte er an Krücken gehen und begann ein Medizinstudium an der Universität von Wisconsin. Zwei Jahre später war er in der Lage, ohne Krücken zu gehen.

Die selbsthypnotischen und hypnotherapeutischen Methoden, mit denen Erickson arbeitete, sprachen sich herum, und viele Ärzte und Psychotherapeuten besuchten ihn später, um von ihm zu lernen.

Milton Erickson war schon weit über 70 Jahre alt geworden, als auch aus Deutschland junge, aufgeschlossene Psychotherapeuten sich auf dem Weg zu seiner Praxis in Phoenix im amerikanischen Bundesstaat Arizona machten, um seine Arbeit kennenzulernen. Sie kamen so beeindruckt zurück, dass sie kurz darauf, im Jahr 1978, die Milton-Erickson-Gesellschaft (M. E. G.) gründeten. Heute ist die M. E. G. die größte Fachgesellschaft für Hypnose und Hypnotherapie im deutschsprachigen Raum.

Die Anleitungen, mit denen dieses Programm arbeitet, knüpfen an die selbsthypnotisch wirksamen Methoden an, die Milton Erickson entwickelte und die später von seinen Schülern eingehend beschrieben wurden.

Wie Hypnose funktioniert

Wodurch gehen wir in Hypnose? Hypnose beginnt damit, dass wir unsere Wahrnehmung bewusst auf einen bestimmten Gegenstand, auf eine bestimmte innere Vorstellung oder auf eine bestimmte Bewegung lenken. Worauf wir die Wahrnehmung im Einzelnen lenken, kann alles Mögliche sein – z. B. auf die konkrete Erinnerung an ein schönes Urlaubserlebnis (siehe auch die Anleitungen in Woche 1) oder auf Gedanken bzw. innere Sätze, die uns gerade im Moment durch den Kopf gehen (siehe auch die Anleitungen in Woche 3).

Eine weitere Möglichkeit, unsere Wahrnehmung in eine bestimmte Richtung zu lenken, besteht darin, sich auf innere Bilder zu konzentrieren und diese intensiver auszumalen (siehe auch die Anleitungen in Woche 4). Auch die genaue Wahrnehmung von körperlichen Empfindungen – sei es der einzelne Ablauf einer Bewegung oder der Atmung, sei es eine Geruchsempfindung – kann für eine selbsthypnotisch wirksame Aufmerksamkeitslenkung genutzt werden (siehe auch die Anleitung in Woche 5).

Sobald wir bereit sind, mit unserer Konzentration ein wenig länger auf einem bestimmten Gegenstand oder auf einer bestimmten Tätigkeit zu verweilen, als wir es normalerweise tun, tritt ein hypnotischer Zustand ein. Wir hypnotisieren uns also dadurch, dass wir uns, so gut es gerade geht, auf etwas Bestimmtes konzentrieren.

Dabei können unsere Gedanken zwischendurch ruhig ein wenig abschweifen, was übrigens in der Regel unweigerlich geschieht. Die Hauptsache ist, wir verbleiben in diesem Zustand ruhiger, gelassener Wahrnehmung von dem, was gerade da ist, sei es in unserem Kopf, sei es an unserem Körper oder sei es außerhalb von uns, also in der Umgebung, in der wir uns in diesem Moment gerade befinden.

Unter Hypnose entsteht ein besonderer Bewusstseinszustand, der einen Zustand zwischen Wachsein und Schlafen darstellt. Deshalb wird dieser Zustand im Deutschen auch als Wachschlaf bezeichnet, im internationalen Sprachgebrauch ist dafür die Bezeichnung »Trance« gebräuchlich. Im Zustand einer Trance wird der bewusste Verstand nicht einfach »ausgeschaltet«, sondern unser »innerer Wächter« bleibt wach und behält im Hintergrund die Kontrolle. Wenn wir uns in Trance befinden, befinden wir uns also keinesfalls in einem willenlosen oder gar fremdgesteuerten Zustand.

Was passiert nun bei einer Trance, also unter Hypnose, im Gehirn? Das Gehirn arbeitet unter Hypnose langsamer und ruhiger. Betrachtet man die elektrische Aktivität des Gehirns im EEG (Abkürzung für Elektroenzephalogramm, eine in der Neurologie verbreitete Untersuchung der Hirnströme), dann zeigt sich, dass unter Hypnose die langsamen, sog. Theta-Wellen zunehmen, während die schnelleren Beta- und Gamma-Wellen zurückgehen. Hypnose führt somit insgesamt zu einem verlangsamten und beruhigten Rhythmus der Hirnströme – ein Vorgang, der große Ähnlichkeit mit der Einschlafphase abends im Bett aufweist.

Unter Hypnose und dem gleichzeitigen Entstehen von Theta-Wellen geht unser Gehirn in einen besonders lernfähigen

Zustand über. Neue Informationen, gedankliche Vorstellungen, kreative Ideen tauchen in tiefere Schichten unterhalb des Wachbewusstseins ein und zugleich aus tieferen Schichten hervor. In diesem Funktionszustand des Gehirns sind wir sehr viel besser in der Lage, Zusammenhänge intuitiv zu erfassen und instinktiv das Richtige zu veranlassen. Heute weiß man, dass die Hirnregionen, in denen unterbewusste, vegetativ-unwillkürlich hervorgerufene »Denkvorgänge« ablaufen, 80 % unseres Verhaltens steuern. Nur 20 % unterliegen der Kontrolle durch bewusste Denkvorgänge.

Hinweise zum Gebrauch der selbsthypnotisch wirksamen Übungsanleitungen

Inhalt dieses Buches ist ein Selbsthilfeprogramm, das mit insgesamt acht Anleitungen zur Selbsthypnose arbeitet. Diese Übungsanleitungen sind im Buch wortwörtlich als Anleitungen zu einer selbsthypnotisch wirksamen Lenkung der inneren Aufmerksamkeit vorformuliert.

Es gibt zwei Möglichkeiten, wie Sie die Anleitungen anwenden können. Eine besteht darin, die Anleitungen sich selbst vorzulesen und dabei gleichzeitig mithilfe eines Smartphones, Tablets oder Laptops eine Audioaufnahme zu erstellen. Die Audioaufnahme können sie anschließend beliebig oft anhören, um sich dadurch in Selbsthypnose zu versetzen.

Zweitens sind die Anleitungen zur Selbsthypnose auch als Audioaufnahmen erhältlich, die in Zusammenarbeit mit dem Autor dieses Buches erstellt wurden.[1]

1 Unter *www.besserschlafenmitselbsthypnose.de* können Sie die Anleitungen als Audiodatei im MP3-Format aus dem Internet herunterladen.

Die Anleitungen zur Selbsthypnose sind thematisch und von ihrer Zielrichtung her eingebettet in die jeweiligen Übungsschritte des Programms. Lesen Sie deshalb die jeweils dazugehörigen Infotexte durch, bevor Sie die Anleitungen verwenden. Hypnose, gerade auch in Form von Selbsthypnose, wirkt einfach besser, wenn man sich vorher darauf einstimmt.

Wissenschaftliche Studien haben gezeigt, dass das Unterbewusste besser auf eine persönliche Anrede reagiert. Daher werden Sie und Ihr Unterbewusstes in den Hypnoseanleitungen mit »du« angesprochen.

Und noch eine Bitte, bevor es losgeht: Sorgen Sie für einen passenden, ausreichend geschützten Rahmen, bevor Sie die Anleitungen zur Selbsthypnose anwenden. Die Zeit, die Sie sich für eine Vorbereitung und Einstimmung nehmen, ist wirklich gut investiert. Sorgen Sie dafür, dass Sie ungestört bleiben und der Ort, an den Sie sich für eine Selbsthypnose zurückziehen, so gestaltet ist, dass er Sie zum Entspannen einlädt. Audioaufnahmen zum Zweck einer Selbsthypnose sind selbstverständlich *nicht* dazu geeignet, sie nebenbei anzuhören, z. B. im Straßenverkehr.

Woche 1: Stopp! Wie Sie kreisende Gedanken endlich abschalten

Zum Einstieg: Eine kleine Grübelkunde

Die meisten Menschen mit Schlafproblemen kennen das: Man liegt abends im Bett, ist eigentlich müde und möchte einschlafen, aber im Kopf fängt es an zu rattern. Das gleiche Phänomen kann uns in der Nacht, wenn wir aus irgendeinem Grund aufgewacht sind, am raschen Wiedereinschlafen hindern oder ein Wiedereinschlafen sogar völlig unmöglich machen. Dieses ungewollte, störende Gedankenkreisen wird Grübeln genannt.

Wir grübeln über etwas nach, über ein belastendes Tagesereignis zum Beispiel, über ein sorgenvolles Thema oder über Befürchtungen im Hinblick auf eine schwierige Aufgabe, die uns am nächsten Tag erwartet. Oder wir planen selbst ganz normale Vorgänge im Kopf immer wieder durch.

Unser Gehirn ist eine nahezu unermüdliche Gedankenfabrik. Den ganzen Tag begleitet es uns mit einem Dahinplätschern von Gedanken, mit wichtigen und unwichtigen, ernsten und lustigen Gedanken. Im normalwachen Zustand ist es praktisch unmöglich, nicht zu denken. Erst im Tiefschlaf kommt auch die Denktätigkeit zur Ruhe.

Wenn wir angespannt sind, unter Stress stehen oder Angst haben, wird das gedankliche Hintergrundrauschen im Gehirn schneller und stärker. Aus einem leise vor sich hinplätschernden Gedankenfluss wird ein lauter, mächtiger Gedankenstrom, den man nur mit Mühe kontrollieren und steuern kann. Tagsüber stört uns dieses Geschnatter der Gedanken nicht so stark wie abends, wenn wir im Bett liegen. Dann hält uns das aufdringliche Gedankenkarussell vom Schlafen ab.

Nach einer solchen Grübelnacht muss man den nächsten Tag unausgeschlafen über die Runden bringen – und freut sich dann schon mittags auf sein Bett und den Nach(t)schlaf. Denn zum Glück holt sich der Organismus nach einer schlaflosen Nacht seinen Schlaf zurück. Er lässt uns tiefer und fester schlafen, um den Schlafmangel auszugleichen.

Manchmal allerdings befinden wir uns in einem länger andauernden Stresszustand, bei dem die Stresshormone nicht nur vorübergehend ansteigen, sondern über einen Zeitraum von mehreren Tagen, möglicherweise sogar über viele Wochen, erhöht sind. In einem solchen Zustand fallen die Stresshormone im Blut nachts nicht mehr ausreichend ab (siehe auch unten stehende Abb. 1). Dann wird es für den Organismus schwieriger, sich Schlaf zurückzuholen, und damit umso wichtiger, bewusst Entspannungsphasen einzuplanen.

Ansonsten besteht die Gefahr, dass sich ein Teufelskreis aufbaut. Der Organismus gerät in einen dauerhaften Anspannungs- und Stresszustand. Abends im Bett kommt das Gehirn nicht mehr zur Ruhe und fabriziert Grübelgedanken, sobald wir uns hingelegt haben. Diese Grübelneigung wiederum erhöht den inneren Stresspegel. Es tritt ein Dauerzustand von Überwachheit, Angespanntheit und Übererregbarkeit ein. In der Schlafmedizin wird ein erhöhtes körperlich-geistiges Erregungsniveau, welches auf diese Weise zustande kommt, als Hyperarousal (= Überwachheit, Übererregung) bezeichnet.

Hyperarousal macht sich auf körperlicher, seelischer und gedanklicher Ebene bemerkbar. Körperlich entwickelt sich eine erhöhte Muskelanspannung sowie eine Beschleunigung des Herzschlags. Im Hinblick auf unser seelisches Befinden reagieren wir im Zustand des Hyperarousals empfindlicher und dünnhäutiger als normalerweise. Selbst von kleinsten Alltagswidrigkeiten füh-

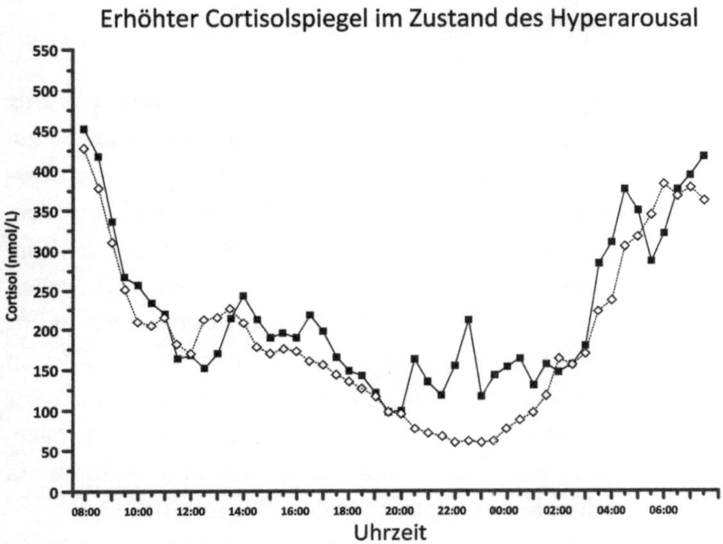

Abb. 1: Verlaufskurve des Stresshormons Cortisol

Die gestrichelte Linie mit hellen Rauten zeigt den normalen Verlauf des Hormonspiegels im Tag-Nacht-Rhythmus. Die durchgezogene Kurve mit schwarzen Kästchen zeigt die Situation beim Zustand eines Hyperarousal: Die Cortisolkonzentration im Blut ist insgesamt deutlich erhöht und fällt in der Nacht nicht mehr ausreichend ab. Ein in der Nacht nicht mehr ausreichendes Absinken des Cortisolspiegels führt dazu, dass der Schlaf weniger tief ist und nicht mehr so erholsam (schematisierte Darstellung).

len wir uns genervt, Erfolgserlebnisse dagegen bereiten keine richtige Freude mehr. Das führt dazu, dass unser innerseelischer »Kontostand« schnell ins Minus gerät (dazu mehr in Woche 3).

Auf gedanklicher Ebene zeigt sich Hyperarousal durch eine gesteigerte Grübelneigung, vor allem abends im Bett vor dem Einschlafen oder, wenn wir nachts aufwachen, beim Versuch, wieder einzuschlafen. Diese Form des Nicht-abschalten-Könnens gilt als der Hauptfaktor für die Entstehung und Aufrechterhaltung von Schlafproblemen.

Die Doppelstrategie in Woche 1

Um Grübelgedanken abschalten zu können, funktioniert eine Doppelstrategie am besten. Die Doppelstrategie besteht zum einen darin, Grübelgedanken genauer zu erkennen, um überprüfen zu können, ob sie uns etwas Wichtiges mitteilen wollen. Es ist zwar verständlich, dass wir grübelndes Gedankenkreisen, gerade abends im Bett, gleich abschütteln wollen. Nicht selten jedoch kreisen Grübeleien um ein Thema, welches tiefer in uns rumort. Häufig enthalten sie nützliche Gedanken und Ideen über unseren »inneren Kontostand«. Diese Ideen können wir dazu nutzen, unser inneres Konto wieder ins »Plus« zu bringen. Was es mit dem inneren Konto auf sich hat und wodurch ein »Plus« auf dem Konto entsteht, erfahren Sie in Woche 3.

Es hat sich zudem gezeigt, dass Grübelgedanken viel leichter abzuschalten sind, wenn man bewusst darauf achtet, um was genau sich diese Gedanken drehen. In Woche 1 lernen wir eine Checkliste kennen, die dabei hilft, Grübelgedanken genauer wahrzunehmen, sie aufzuschreiben und aus dem Bett rauszuholen. Später, nämlich in Woche 3, werden die Notizen, die wir uns in Woche 1 gemacht haben, dazu genutzt, am »inneren Kontostand« zu arbeiten.

Der zweite Teil unserer Doppelstrategie besteht darin, sich eine Abschaltmethode anzueignen, mit deren Hilfe man abends bzw. nachts im Bett Grübelgedanken »abschalten« kann. Deshalb lernen wir in Woche 1 eine Selbsthypnosetechnik kennen, die als gedankliche »Abschaltmethode« funktioniert. Präziser ausgedrückt handelt es sich um eine gedankliche Umlenkmethode. Denn letztlich ist es nicht möglich, unsere Gedanken willentlich »abzuschalten«. Aber es ist möglich, Gedanken willentlich in eine bestimmte Richtung zu lenken.

Viele von uns kennen noch das gute, alte »Schäfchenzählen«, bei dem man abends, im Bett liegend, vor seinem »geistigen Auge« solange Schäfchen zählt, bis man darüber eingeschlafen ist. Diese Abschaltmethode, die nur auf Ablenkung mithilfe eines monoton sich wiederholenden geistigen Vorgangs basiert, kann zwar auch wirksam sein, ist aber längst nicht so effektiv wie die in diesem Programm vorgestellte Methode der 5-4-3-2-1-Selbsthypnose.

Die 5-4-3-2-1-Methode ist eine Selbsthypnosetechnik, die auf Betty Erickson, die Tochter Milton Ericksons, zurückgeht. In abgewandelter Form wird diese Technik auch als Einschlafhilfe bei der Behandlung schwerer seelischer Traumatisierungen eingesetzt. Verwendung findet sie außerdem im systematischen Selbsthypnosetraining. Die von Betty Erickson konzipierte Methode weist Gemeinsamkeiten mit Meditationsformen aus dem Buddhismus auf.

Checkliste zur Übung: Grübelgedanken erkennen und aufschreiben

Grübelgedanken erkennen und aufschreiben funktioniert in drei Schritten.

Schritt 1:

Legen Sie in der Nähe Ihres Bettes die Checkliste »Meine Grübelgedanken« zusammen mit einem Stift parat. In Schritt 1 dient die Checkliste dazu, dass Sie sich Stichworte zu Grübelgedanken notieren.

Falls Sie zu den Menschen gehören, bei denen – zumindest in den letzten Nächten – keine schlafstörenden Grübeleien auftraten, könnte es für Sie sinnvoller sein, gleich zu Schritt 2 überzugehen. In Schritt 2 wird eine Form des freien Nachdenkens dargelegt, bei dem Sie Ihren Tag Revue passieren lassen.

Kehren wir nun zurück zu Schritt 1. Wenn Sie also im Bett bemerken, dass Ihre Gedanken im Kopf anfangen zu kreisen, sodass Sie vom (Wieder-)Einschlafen längere Zeit abgehalten werden, dann achten Sie darauf, um welche Gedanken es sich handelt. Nehmen Sie sich bewusst einen Moment Zeit, den Inhalt Ihrer Grübelgedanken zu erfassen. Fragen Sie sich: Woran genau denke ich beim Grübeln? Dann schalten Sie das Licht an, nehmen Ihre Checkliste zur Hand und machen sich Notizen dazu. Nehmen Sie sich ein wenig Zeit, alle Gedanken zu registrieren, die Ihnen dabei durch den Kopf gehen, und schreiben Sie Ihre Gedanken – egal, ob es sich um unangenehme oder angenehme Gedanken handelt – in Stichworten auf.

Nehmen Sie keine Bewertung der Gedanken vor, sondern versuchen Sie, die Gedanken einfach, so gut es geht, in Worte zu fassen und diese Worte dann aufzuschreiben. Gar nicht selten passiert es, dass sich Grübelgedanken schon dadurch legen, dass wir sie zu Papier bringen. Wenn wir das, was uns gerade durch den Kopf geht, einfach aufschreiben, bringen wir es quasi nach draußen, aus dem Kopf raus. Das funktioniert am Anfang nicht immer vollständig, aber auf Dauer wirkt diese Methode wie ein Reinigungsvorgang für das Gehirn.

Anschließend legen Sie Checkliste und Schreibstift beiseite. Sagen Sie zu sich selbst: *Jetzt ruhe ich mich aus, alles Weitere wird morgen erledigt!* Jetzt ist ein guter Zeitpunkt gekommen, um die 5-4-3-2-1-Selbsthypnose als Einschlafhilfe bzw. Wiedereinschlafhilfe anzuwenden. Sie können aber auch, falls Sie diese Methode noch nicht beherrschen oder es besser für Sie passt, eine Gute-Nacht-Entspannungshypnose als Audioaufnahme hören. Den Text dazu finden Sie in Woche 4.

Schritt 2:

In Schritt 2 geht es darum, das Nachdenken in Form grübelnder Gedankenkreise »aus dem Bett zu holen«, indem Sie dafür einen anderen Platz finden. An diesem Platz können Sie sich die Gedanken machen, die Sie sich vorher im Bett in Form von Grübelgedanken gemacht haben. Das kann ein Platz irgendwo in Ihrer Wohnung sein, ein Stuhl z. B. in der Küche oder Ihr Lieblingssofa bzw. Lieblingssessel im Wohnzimmer. Wichtig ist, dass Ihr »Gedankenstuhl« bzw. »Gedankensessel oder -sofa« sich außerhalb des Schlafzimmers befindet.

Am besten funktioniert diese Form des freien Nachdenkens abends, nachdem man sein Tageswerk erledigt hat und den Feierabend »einläuten« möchte. Tragen Sie sich die Zeit auf dem »Gedankenstuhl« oder »Gedankensessel, -sofa« als feste Vereinbarung in Ihrem Kalender ein, sozusagen als Verabredung mit sich selbst. Planen Sie etwa 10 bis 15 Minuten dafür ein, nehmen Sie die Checkliste »Meine Grübelgedanken« zur Hand und lassen Sie bei dieser Verabredung mit sich selbst Ihren Gedanken freien Lauf. Sie können sich dabei vorstellen, worüber Sie abends im Bett nachdenken würden. Machen Sie sich stichwortartig Notizen dazu.

Falls Ihnen nichts einfällt, lassen Sie Ihren Tag Revue passieren. Denken Sie an ein Tagesereignis, das für Sie positiv war, und notieren Sie es mit einem Stichwort. Dann denken Sie an ein Tagesereignis, welches unangenehme Gefühle oder Körperempfindungen bei Ihnen auslöst, und machen sich auch dazu eine Notiz. Schließlich denken Sie an ein weiteres positives Tagesereignis, das bei Ihnen eher angenehme, freudige Gefühle hinterlässt, und schreiben es stichwortartig auf.

Schritt 3:

Auch wenn Sie am Anfang nicht gleich einen positiven Effekt bemerken, sollten Sie Schritt 1 und 2 an mindestens vier Tagen in der Woche 1 wiederholen. Verwenden Sie zum Aufschreiben Ihrer Gedanken die Checkliste »Meine Grübelgedanken«. Falls beim Aufschreiben oder tagsüber plötzlich noch andere, neue Gedanken auftauchen, schreiben Sie auch diese auf. Verzichten Sie darauf, Ihre Gedanken bzw. das, was Sie gerade aufschreiben, zu analysieren oder zu bewerten.

Die Analyse und Einordnung Ihrer Gedanken folgt später, in Woche 3. In Woche 1 dagegen füllen Sie ihre Checkliste »Meine Grübelgedanken« einfach aus, ohne groß darüber nachzudenken. Bewahren Sie die Checkliste auf, denn in Woche 3 wird sie Ihnen dabei helfen, Ihrem inneren Konto mehr Plus zu verschaffen.

Checkliste »Meine Grübelgedanken«

Grübelgedanken abends bzw. nachts im Bett: ....

....

....

....

....

....

Gedanken beim Nachdenken auf meinem Gedankenstuhl (-sessel, -sofa):..

....

....

....

....

....

Im Überblick: Die 5-4-3-2-1-Selbsthypnose zum Abschalten und Einschlafen

Die 5-4-3-2-1-Selbsthypnose ist eine sehr wirksame Methode, um grübelndes Gedankenkreisen zu beenden und besser einschlafen bzw. wieder einschlafen zu können. Bei dieser Methode lernen Sie mithilfe von Selbsthypnose, sich gedanklich an einen besonderen Ort zu begeben und sich dadurch aus den kreisenden Gedanken herauszuholen. Es ist der innere Paradiesort, an dem Sie ruhiger werden können, bis Sie vollkommen entspannt und gelöst sind.

Vielleicht kennen Sie einen solchen paradiesischen Ort aus Reise- bzw. Urlaubserinnerungen oder Sie sehen einen solchen Ort in Ihrer Fantasie. Der Ort angenehmer Entspanntheit und Gelassenheit, den Sie innerlich aufsuchen, sollte ein Ort sein, der sich draußen, im Freien befindet.

Sehr gut geeignet für die 5-4-3-2-1-Selbsthypnose sind Erinnerungen an eine Urlaubsreise am Meer, an einem See, einem Bach, in den Bergen oder sonst in der freien Natur. Oder es handelt sich um einen Platz in der Nähe Ihres Wohnortes, an dem Sie sich gerne aufhalten, um sich auszuruhen, wie z. B. eine Bank im Park, ein Liegestuhl im Garten oder auf dem Balkon, ein Platz auf der Liegewiese oder an einem Fluss.

Möglich ist auch, sich einen reinen Fantasieort auszumalen, der Sie in einen Zustand tiefer Entspanntheit und Gelassenheit versetzt. Das kann z. B. eine Hängematte an einem Strand in der Südsee sein oder eine Fantasiereise, die Sie sich vorstellen, sei es auf einem Segelschiff, in einem Segelflugzeug, auf einem fliegenden Teppich oder in einem Heißluftballon.

Lassen Sie sich jetzt von den Beschreibungen, die Sie gerade gelesen haben, anregen und malen Sie sich vor dem inneren Auge Ihren inneren Ort vollkommener Entspanntheit und Gelassenheit aus. Notieren Sie sich den Paradiesort, den Sie jetzt ausgewählt haben, mit wenigen Stichworten, z. B. »auf einer Luftmatratze im Meer«.

Mein innerer Paradiesort ist: ....

....

Wie geht man nun weiter vor? Nachdem Sie für sich einen passenden, inneren Ort ausgewählt haben, schließen Sie die Augen und begeben sich vor Ihrem geistigen Auge an diesen Ort. Dann sagen Sie zu sich selbst, was Sie mit Ihren verschiedenen Sinnen an diesem paradiesischen Ort wahrnehmen.

Dabei werden drei Sinneskanäle der Reihe nach innerlich »angesprochen«: Der Sinneskanal des Sehens, danach der Sinneskanal des Hörens und schließlich der Sinneskanal, mit dem Empfindungen im bzw. am Körper wahrgenommen werden. Die Wahrnehmungen dieser drei Sinneskanäle werden nach einem bestimmten Schema innerlich benannt, und zwar nach dem 5-4-3-2-1-Schema wie folgt:

Fünfmal hintereinander: »Ich sehe ...« (z. B. den blauen Himmel, oder: ein Schiff am Horizont, oder: eine Möwe am Himmel fliegen, oder: die Wellen des Meeres, oder: den langen Sandstrand), danach

fünfmal hintereinander: »Ich höre ...« (z. B. das Rascheln der Blätter im Wind, oder: das Gezwitscher der Vögel, oder: die Glocken einer Kirche, oder: das Geräusch eines Flugzeugs oben am Himmel, oder: das strömende Wasser des Bachs), danach

fünfmal hintereinander: »Ich spüre ...« (z. B. wie mein Körper sanft hin und her schaukelt, oder: die wärmende Sonne auf meiner Haut, oder: einen kühlenden Lufthauch auf meiner Stirn, oder: die angenehme Schwere und Gelöstheit meiner Arme und Beine, oder: die frische Luft in der Nase, oder: den Duft von Blumen auf der Wiese, oder: das weiche Gras unter meinen Füßen).

Wie sich aus den zuletzt genannten Beispielen für den Sinneskanal körperlicher Empfindungen ersehen lässt, umfasst dieser Sinneskanal auch Geruchs- bzw. Geschmacksempfindungen.

Als Nächstes wechselt das Schema auf vier Wahrnehmungen pro Sinneskanal: Sie sagen zu sich selbst in Gedanken jeweils viermal, was Sie sehen, hören und körperlich spüren. Danach dreimal hintereinander, dann, falls Sie noch nicht eingeschlafen sind, zweimal und zuletzt einmal.

Das 5-4-3-2-1-Schema kann beliebig wiederholt werden, solange, bis man eingeschlafen ist. Es können dieselben Wahrnehmungen wiederholt werden, d. h., man muss nicht immer neue Wahrnehmungen »produzieren«. Wenn Sie mit der Abfolge durcheinandergeraten sind und durch andere Gedanken abgelenkt wurden, machen Sie einfach an dem Punkt weiter, der Ihnen gerade als erster einfällt.

Wichtig ist also, dass Sie sich nicht zwingend an die Reihenfolge halten müssen. Mit der Zeit lernt man, die Gedanken so laufen zu lassen, wie sie gerade kommen (und wieder gehen).

Für die 5-4-3-2-1-Selbsthypnose gibt es zwei Versionen der Audioanleitung: Version A und Version B. In Version A wird die 5-4-3-2-1-Selbsthypnose für ein »Nickerchen« zwischendurch, also für tagsüber, angeleitet. Die Version B der Audioanleitung ist konzipiert für die Anwendung abends bzw. nachts im Bett, wenn Sie mithilfe der 5-4-3-2-1-Selbsthypnose einschlafen bzw. wieder einschlafen wollen.

Noch ein wichtiger Hinweis: Bevor Sie beginnen, anhand der unten stehenden Anleitungen in Selbsthypnose gehen, ist es hilfreich, sich innerlich darauf einzustimmen. Das können Sie tun, indem Sie zu sich selbst innerlich einen Satz sagen, der Ihren Selbstentschluss zum Ausdruck bringt.

Der Einstimmungssatz für die Audioanleitung A, also für eine Anwendung tagsüber, lautet: *»Jetzt nehme ich mir 20 Minuten Zeit, um mich mit meinen Gedanken nach …* (Name bzw.

Bezeichnung Ihres paradiesischen Ortes) *zu begeben, ein Platz, der mich einlädt, abzuschalten und ein wenig wegzudösen.«*

Der Einstimmungssatz für die Audioanleitung B, also für eine Anwendung als Einschlaf- oder Wiedereinschlafhilfe abends bzw. nachts im Bett lautet: »*Jetzt lasse ich die Gedanken, die mir gerade durch den Kopf gehen, weiterziehen und lenke meine Aufmerksamkeit auf* … (Name bzw. Bezeichnung Ihres paradiesischen Ortes), *ein Platz, der mich einlädt, mich wie im Paradies zu fühlen und alles loszulassen.«*

Anleitung: Die 5-4-3-2-1-Selbsthypnose zur Anwendung tagsüber[2]

Beginne damit, dich so hinzulegen, wie du es gerne magst, um dich auszuruhen, um angenehm zu dösen, um innerlich abzutauchen und ein wenig zu träumen. Wenn du bequem liegst, kannst du die Gedanken schweifen lassen, die dir gerade durch den Kopf gehen. Du beginnst vielleicht jetzt schon, vor deinem inneren Auge schöne, angenehme Bilder auftauchen zu lassen.

Lenke deine innere Aufmerksamkeit auf Bilder von einem Ort, der dich einlädt, vollkommen gelassen und entspannt zu sein. Solche paradiesischen Orte gibt es überall auf der Welt. Viele Menschen stellen sich einen paradiesischen Ort vor, den sie aus Erinnerungen kennen, oder sie malen sich einen solchen Ort in ihrer Fantasie aus. Solche Orte existieren auch in deiner Fantasie, und du bist frei, dir diesen paradiesischen Ort so auszumalen, wie er für dich passt, um dich völlig gelassen in eine tiefe Entspannung zu begeben.

Paradiesische Orte können auch eine Mischung sein aus Realität und Fantasie. Sie können aus Erinnerungen bestehen, die sich mit Fantasien verbinden aus Erinnerungen an Situationen

2 Alle Tranceanleitungen sind unter *www.besserschlafenmitselbsthypnose.de* als Audiodateien erhältlich.

auf einer Urlaubsreise, einer Reise auf einem Schiff oder vielleicht sogar einer Reise im Heißluftballon … Erinnerungen an bestimmte Plätze im Urlaub, Orte, von denen du dich angezogen fühlst, weil sie bei dir angenehme Gefühle von Entspanntheit, von Gelöstheit, von Gelassenheit auslösen.

Es gibt solche Plätze und Orte am Meer oder in den Bergen oder sonst in einer harmonischen Landschaft, irgendeiner Landschaft, die auch in deiner Fantasie oder in deiner Erinnerung existiert. Manchmal sind diese Plätze und Orte weit weg, in einem fernen Land, auf einer Insel in der Südsee oder sonst wo, manchmal aber auch ganz in der Nähe, auf einem Balkon, in einem Garten, unter Bäumen im Wald oder auf einer Wiese am Fluss. verwunschener Garten, große Wiese am Waldrand

Bleibe bei den Bildern in dir, die dich jetzt am meisten ansprechen. Diese Bilder zeigen dir einen inneren Ort, der gerade in diesem Moment dich einlädt, zu entspannen und dich wohlzufühlen mit allem, was du an diesem inneren Ort sehen kannst … und vielleicht hörst du an diesem Ort angenehme, beruhigende Geräusche … und spürst jetzt schon oder erst ein bisschen später, wie wohl sich dein Körper anfühlt.

Beginne damit, bewusst wahrzunehmen, was du siehst an deinem inneren Paradiesort. Mache dir bewusst, was du jetzt gerade siehst, und sage zu dir selbst, nach innen gerichtet, dabei den Satz: Ich sehe … z. B. den Himmel oder was immer du gerade siehst an deinem Paradiesort.

Richte dann deine Aufmerksamkeit auf etwas anderes, was du vor deinem inneren Auge sehen kannst, und benenne das, was du siehst, innerlich mit dem Satz: Ich sehe … z. B. die Bäume oder was immer du gerade siehst. Gehe dann zu etwas Drittem über, was du siehst, sage dir wiederum den Satz: Ich sehe … und benenne innerlich das, was du gerade siehst.

Wiederhole jetzt diese Form des Sehens noch ein viertes Mal und ein fünftes Mal. Richte deinen Blick jedes Mal auf etwas, was

du gerade sehen kannst, und sage dir dabei jeweils den Satz: Ich sehe … ich sehe …

Jetzt gehst du dazu über, dich auf die angenehmen Geräusche, auf Klänge, auf schöne Töne zu konzentrieren, die du an deinem inneren Entspannungsort gerade jetzt hören kannst. Richte deine Aufmerksamkeit auf ein Geräusch oder eine Melodie, und benenne es innerlich mit dem Satz: Ich höre … z. B. das Rauschen des Windes oder was immer du gerade hörst an deinem Paradiesort.

Wiederhole diese Art des Hörens, wie vorhin beim Sehen, noch vier Mal, sodass du insgesamt fünf Geräusche, Klänge, Töne intensiver gehört hast. Sage dir jedes Mal den inneren Satz: Ich höre … und benenne das, was du gerade hörst an deinem inneren Paradiesort. Insgesamt fünf Mal achtest du so auf einen bestimmten Klang, ein hörbares Geräusch, verbunden mit dem inneren Satz: Ich höre … ich höre … ich höre …

Jetzt richte deine Aufmerksamkeit darauf, was du körperlich spürst, wenn du dich an dem inneren Paradiesort befindest. Sage dir dabei den Satz: Ich spüre … z. B. eine angenehm strömende Wärme auf der Haut oder was immer du gerade bei dir spürst an deinem Paradiesort. Nimm fünf Mal angenehme Empfindungen des Körpers wahr und sage dir innerlich: Ich spüre … die frische, klare Luft oder was sonst du gerade im Moment bei dir spürst und wahrnimmst in dieser Ruhe und Gelassenheit an einem paradiesischen Ort.

Falls du einen interessanten Duft in der Luft wahrnimmst, ein angenehmes Aroma in der Nase spürst oder im Mund schmeckst, gehört auch das zu den Empfindungen deines Körpers, nimm es wahr und benenne es … Ich spüre …

Wenn dir etwas besonders gut gefällt und du bei einem angenehmen Körpergefühl bleiben möchtest, dann kannst du dabei bleiben … und du benennst einfach innerlich erneut dieses angenehme Körpergefühl: Ich spüre … so spürst du fünf Mal hintereinander angenehme körperliche Empfindungen vom Kopf bis zu den Füßen … was immer du spürst an deinem paradiesischen Ort … ich spüre …

Vielleicht hast du schon begonnen, ein wenig wegzudösen, bevor du jetzt zum zweiten Durchgang übergehst. Achte jetzt darauf, was du gerade siehst, wenn du dich an deinem inneren Paradiesort umschaust, und benenne beim zweiten Durchgang hintereinander vier verschiedene Dinge, die du vor deinem inneren Auge sehen kannst. Sage dir innerlich bei jedem Mal den Satz: Ich sehe … von nun an verzichte ich darauf, dir Beispiele zu nennen … du kannst den Satz jeweils selbst für dich vervollständigen und benennst das, was du gerade wahrnimmst: Ich sehe … ich sehe … ich sehe … ich sehe …

Jetzt wechselst du auf vier Geräusche oder Klänge, die du hörst. Nimm hintereinander vier Geräusche wahr, und sage dir jedes Mal den Satz: Ich höre … ich höre … ich höre … ich höre …

Nach dem Hören folgt das Wahrnehmen von dem, was du am oder im Körper spürst. Nimm vier Mal Empfindungen wahr und benenne sie dabei jeweils innerlich: Ich spüre … ich spüre … ich spüre … ich spüre …

Jetzt kommt der dritte Durchgang mit nur noch drei Sinneswahrnehmungen pro Sinneskanal. Benenne jetzt jeweils drei Mal, was du gerade wahrnimmst. Begleite die Wahrnehmung mit einem inneren Satz: Ich sehe … ich sehe … ich sehe … danach: Ich höre … ich höre … ich höre … und schließlich: Ich spüre … ich spüre … ich spüre …

Vielleicht bist du an dieser Stelle oder schon früher kurz eingeschlafen, wie viele Menschen es tun, bevor sie den vierten Durchgang machen … nun machst du den vierten Durchgang mit zwei Sinneswahrnehmungen pro Sinneskanal. Orientiere dich an dem vertrauten Schema und sage dir dabei innerlich: Ich sehe … ich sehe … dann: Ich höre … ich höre … und schließlich: Ich spüre … ich spüre …

Gehe jetzt weiter zum fünften Durchgang. Im fünften Durchgang achtest du auf nur noch eine Wahrnehmung pro Sinneskanal. Du sagst dir innerlich: Ich sehe … dann folgt: Ich höre … und schließlich: Ich spüre … Nun kannst du das noch einige Male wiederholen: ich sehe … ich höre ... ich spüre … um dich langsam darauf vorzubereiten, in deinem Rhythmus wieder aufzutauchen. Ich sehe … ich höre … ich spüre …

Werde dir klar darüber, dass du diese Erfahrung bewusst wieder aufsuchen kannst, indem du dir ein anderes Mal erneut Zeit nimmst dafür, bei passender Gelegenheit, in Situationen, in denen du es gut gebrauchen kannst, dich diesem Wohlgefühl hinzugeben, vielleicht in ein angenehmes Dösen zu kommen, und es dir guttut, wenn träumerische Gedanken das bewusste Denken ablösen, wie Wellen, von den wir uns tragen lassen können …

Jetzt verabschiedest du dich für heute von deinem inneren Paradiesort und kehrst zurück in das Hier und Jetzt. Auch wenn du ein wenig eingenickt bist … jetzt mache dich wieder wach … und du sagst dir: Jetzt werde ich wieder wach, dann öffnest du die Augen und beginnst, Arme und Beine ein wenig zu bewegen … dann werden die Bewegungen stärker, in deinem Rhythmus wirst du wacher, Arme und Beine beginnen sich zu recken und zu strecken … und du machst dich wieder ganz wach, fühlst dich frisch und bist jetzt hellwach.

Anleitung: Die 5-4-3-2-1-Selbsthypnose für die Anwendung abends bzw. nachts zum Einschlafen oder Wiedereinschlafen

Mithilfe dieser Anleitung zu einer Selbsthypnose wird es dir ermöglicht, einen Zustand angenehmer Gelassenheit und Entspanntheit zu genießen. Früher oder später wirst du beginnen abzuschweifen, vielleicht ein wenig zu dösen, und es kann sein, dass deine Träume diese Anleitung überlagern und dich tiefer in einen angenehmen Schlaf führen, viel tiefer, als diese Hypnose es vermag.

Im Moment kannst du noch nicht wissen, wann das sein wird, so wie kein Mensch es vorher wissen kann, an welcher Stelle, über welche Gedanken, mit welchen inneren Bildern er einschlafen wird. Es ist auch gar nicht wichtig, das zu wissen. Es passiert einfach und du kannst es von selbst geschehen lassen.

Wichtiger ist zu wissen, dass diese Anleitung dich begleitet, dass Sie dich bis an die Stelle begleitet, an der du diese Hypnose nur noch im Unterbewussten wahrnimmst und an der deine Gedanken beginnen abzuschweifen … und wichtig ist, dass du jetzt schon weißt, dass es egal ist, ob du dabei in den Schlaf übergleitest oder einfach damit beginnst, nur ein wenig zu dösen … denn du weißt, dass der Übergang zwischen Wegdösen und Einschlafen ein fließender Übergang ist und das Dösen sehr erholsam sein kann, so erholsam, dass ein Dösen sich häufig gar nicht sicher unterscheiden lässt vom leichten Schlaf und dass dieser Unterschied auch nicht wirklich wichtig ist.

Lenke deine innere Aufmerksamkeit jetzt auf Bilder, die vor deinem inneren Auge entstehen. Male dir vor deinem inneren Auge Bilder aus von einem Ort, der dich einlädt, vollkommen gelassen und entspannt zu sein. Solche paradiesischen Orte gibt es überall auf der Welt.

Viele Menschen stellen sich einen paradiesischen Ort vor, den sie aus Erinnerungen kennen, oder sie malen sich einen solchen Ort in ihrer Fantasie aus. Paradiesische Orte existieren auch in deiner Fantasie, und du bist frei, dir einen paradiesischen Ort auszumalen, so, wie er für dich passt, um dich völlig gelassen in eine tiefe Entspannung zu begeben.

Paradiesische Orte können auch eine Mischung sein aus Realität und Fantasie. Sie können aus Erinnerungen bestehen, die sich mit deiner Fantasie verbinden … aus Erinnerungen an Situa-

tionen auf einer Urlaubsreise, einer Reise auf einem Schiff oder vielleicht mit dem Zug oder woran auch immer du dich jetzt gerne erinnerst … Erinnerungen an bestimmte Plätze im Urlaub, Orte, von denen du dich angezogen fühlst, weil sie bei dir angenehme Gefühle von Entspanntheit, von Gelöstheit, von Gelassenheit auslösen.

Es gibt solche Plätze und Orte am Meer oder in den Bergen oder sonst in einer schönen Landschaft, irgendeiner Landschaft, die auch in deiner Fantasie oder in deiner Erinnerung existiert. Manchmal sind diese Plätze und Orte weit weg, in einem fernen Land, auf einer Insel in der Südsee, manchmal aber auch ganz in der Nähe, auf einem Balkon, in einem Garten, unter Bäumen im Wald oder auf einer Wiese am Fluss.

Bleibe bei den Bildern in dir, die dich jetzt am meisten ansprechen. Diese Bilder zeigen dir einen inneren Ort, der gerade in diesem Moment dich einlädt, zu entspannen, dich wohlzufühlen mit allem, was du an diesem inneren Ort sehen kannst … und vielleicht kannst du an diesem Ort angenehme, beruhigende Geräusche hören, und spürst jetzt schon oder erst ein wenig später, wie wohl sich dein Körper anfühlt.

Beginne damit, bewusst wahrzunehmen, was du siehst an deinem inneren Paradiesort. Mache dir bewusst, was du jetzt gerade siehst, und sage zu dir selbst, ganz leise, nach innen gerichtet, dabei den Satz: Ich sehe … z. B. den Himmel oder was immer du gerade siehst an deinem Paradiesort.

Richte dann dein Augenmerk auf etwas anderes, was du vor deinem inneren Auge sehen kannst, benenne das, was du siehst, innerlich mit dem Satz: Ich sehe … z. B. die Bäume oder was immer du gerade siehst. Gehe jetzt zu etwas Drittem über, was du siehst, sage dir wiederum den Satz: Ich sehe … und benenne innerlich das, was du siehst.

Wiederhole jetzt diese Form des Sehens noch ein viertes Mal und ein fünftes Mal. Richte deinen Blick jedes Mal auf etwas an-

deres, was du gerade sehen kannst, und sage dir dabei jeweils den Satz: Ich sehe … ich sehe …

Jetzt gehst du dazu über, dich auf die angenehmen Geräusche, auf Klänge, auf schöne Töne zu konzentrieren, die du an deinem inneren Paradiesort gerade jetzt hören kannst. Richte deine Aufmerksamkeit auf ein Geräusch oder eine Melodie, und benenne es innerlich mit dem Satz: Ich höre … z. B. das Rauschen des Windes oder was immer du gerade hörst an deinem Paradiesort.

Wiederhole diese Art des Hörens, von Geräuschen, von Tönen, von Klängen, wie vorhin beim Sehen, noch vier Mal. Sage dir jedes Mal den inneren Satz: Ich höre … und benenne das, was du gerade hörst an deinem inneren Paradiesort. Insgesamt fünf Mal achtest du so auf einen bestimmten Klang, ein angenehmes Geräusch, verbunden mit dem inneren Satz: Ich höre … ich höre … ich höre …

Jetzt richte deine Aufmerksamkeit darauf, was du körperlich spürst, wenn du dich an dem inneren Paradiesort befindest. Sage dir dabei den Satz: Ich spüre … z. B. eine angenehm strömende Wärme auf der Haut oder was immer du gerade bei dir spürst an deinem Paradiesort. Nimm fünf Mal angenehme Empfindungen des Körpers wahr und sage dir innerlich: Ich spüre … die frische, klare Luft oder was sonst du gerade im Moment bei dir spürst und wahrnimmst in dieser Ruhe und Gelassenheit an einem paradiesischen Ort …

Falls du einen interessanten Duft in der Luft wahrnimmst, ein angenehmes Aroma in der Nase spürst oder im Mund schmeckst, gehört auch das zu den Empfindungen deines Körpers, nimm es wahr und benenne es innerlich: Ich spüre …

Wenn dir etwas besonders gut gefällt und du bei einem angenehmen Körpergefühl bleiben möchtest, dann kannst du dabei bleiben … und du benennst einfach innerlich erneut dieses angenehme Körpergefühl: Ich spüre … so spürst du fünf Mal hintereinander angenehme körperliche Empfindungen vom Kopf bis zu den Füßen, was immer du spürst an deinem paradiesischen Ort … ich spüre …

Vielleicht hast du schon begonnen, ein wenig wegzudösen, bevor du jetzt zum zweiten Durchgang übergehst. Achte jetzt darauf, was du gerade siehst, wenn du dich an deinem inneren Paradiesort umschaust, und benenne hintereinander vier verschiedene Dinge, die du vor deinem inneren Auge sehen kannst. Sage dir innerlich bei jedem Mal den Satz: Ich sehe … von nun an nenne ich keine Beispiele mehr … Du kannst den Satz jeweils selbst für dich vervollständigen und benennst das, was du gerade wahrnimmst: Ich sehe … ich sehe … ich sehe …

Jetzt richtest du deine Aufmerksamkeit auf vier Geräusche oder Klänge, die du hörst. Nimm hintereinander vier Geräusche wahr, und sage dir jedes Mal den Satz: Ich höre … ich höre … ich höre … ich höre …

Nach dem Hören folgt das Wahrnehmen von dem, was du am oder im Körper spürst. Nimm vier Mal Empfindungen wahr und benenne sie dabei jeweils innerlich: Ich spüre … ich spüre … ich spüre … ich spüre …

Jetzt kommt der dritte Durchgang mit nur noch drei Sinneswahrnehmungen pro Sinneskanal. Benenne jetzt jeweils drei Mal, was du gerade wahrnimmst. Begleite die Wahrnehmung mit einem inneren Satz: Ich sehe … ich sehe … ich sehe … danach: Ich höre … ich höre … ich höre … und schließlich: Ich spüre … ich spüre … ich spüre … (leiser und langsamer werdend).

Du kannst genüsslich weiterdösen, während du den vierten Durchgang machst, einen vierten Durchgang mit zwei Sinneswahrnehmungen pro Sinneskanal, und dich orientierst am vertrauten Schema: Ich sehe … ich sehe … und nun: Ich höre … ich höre … und schließlich: Ich spüre … ich spüre …

Weiter geht es zum fünften Durchgang. Im fünften Durchgang achtest du auf nur noch eine Wahrnehmung pro Sinneskanal. Du sagst dir innerlich: Ich sehe … dann folgt: Ich höre … und schließ-

lich: Ich spüre … Nun kannst du das noch einige Male wiederholen: Ich sehe … ich höre … ich spüre … ich sehe … ich höre … ich spüre … ich sehe … ich höre … ich spüre …

Und du kannst nun einfach weiterdösen und weiterschlafen oder, wenn du möchtest, kannst du an den Anfang dieser Hypnose zurückkehren, um noch länger und tiefer wegzudösen … alles kann von vorne beginnen am paradiesischen Ort …

Woche 2: Schlafforschung – Wie Sie den Biorhythmus nutzen, um erholsamer zu schlafen

Wachheit, Müdigkeit und Schlaf sind abhängig vom zeitbiologischen Rhythmus unserer inneren Uhr. Über sog. Zeitgeber können wir den zeitbiologischen Rhythmus des Organismus aktiv beeinflussen, und zwar in beide Richtungen: auf positive Weise, sodass er z. B. nach einer Störung wieder »im Takt« ist, aber auch auf negative Weise, welche den Rhythmus erst so richtig durcheinanderbringt.

In Woche 2 beschäftigen wir uns damit, wodurch der biologische Tag-Nacht-Rhythmus günstig beeinflusst wird, und welche Verhaltensweisen sich eher ungünstig auf den natürlichen Rhythmus auswirken.

Können Sie sich vorstellen, dass ...?

... Abend für Abend ein Schlafhormon ausgeschüttet wird, das jede Zelle Ihres Körpers beeinflusst und diese auf das nächtliche Ein- bzw. Durchschlafen einstimmt?

... man bei erfolgreichen Unternehmen in der Computer- und Softwareindustrie Mitarbeiter dazu ermuntert, sich nachmittags ein Nickerchen (»Powernap«) zu genehmigen, um sie vor Burn-out zu schützen?

... die wichtigsten »Zeitgeber« für unsere innere Uhr Licht, körperliche Aktivität und eine Pause in der Siesta-Zeit sind?

... Bildschirme die Ausschüttung des Schlafhormons Melatonin blockieren

… nachts mehr Melatonin ausgeschüttet wird, wenn wir tagsüber genug Sonnenlicht »getankt« haben?
… viele Menschen, die vorm Fernseher »einnicken«, anschließend nur noch einen oberflächlichen, unruhigen Schlaf finden, weil der natürliche Schlafablauf dadurch gestört wurde?
… nach der ersten Hälfte des Nachtschlafs, zeitlich so ungefähr drei Stunden nach dem Einschlafen, die beiden wichtigsten und tiefsten Schlafphasen schon hinter uns liegen?
… Alkoholgenuss vor dem Schlafengehen die Tiefschlaf-Traumschlaf-Kurve des Nachtschlafs durcheinanderbringt?

Wie unser Biorhythmus funktioniert

Unser Biorhythmus wird durch eine innere Uhr gesteuert. Diese innere Uhr ist im menschlichen Gehirn eingebaut und befindet sich dort direkt oberhalb der sog. Sehnervenkreuzung (medizinisch: Chiasma opticum). Da die innere Uhr nicht exakt im Tag-Nacht-Rhythmus von 24 Stunden läuft, ist sie auf Zeitgeber angewiesen, welche die Uhr jeden Tag neu einstellen. Das Licht der Sonne am Tag und die Dunkelheit bei Nacht sind die wichtigsten Zeitgeber für unsere innere Uhr (siehe Abb. 2).

Von der inneren Uhr aus wird der biologische Hauptrhythmus des gesamten Organismus gesteuert. Dieser Hauptrhythmus besteht bei den meisten Menschen aus vier verschiedenen Grundphasen innerhalb von 24 Stunden.

Tagsüber löst der innere Zeitschalter zwei Aktivphasen aus. Die erste Aktivphase startet morgens und hält bis zur Mittagszeit vor. Die zweite Aktivphase beginnt am späteren Nachmittag und reicht bis zum Abend.

Zwischen diesen beiden Aktivphasen begibt sich der Organismus zum Nachmittag hin in eine Ruhe- bzw. Erholungsphase. Bei den meisten Menschen liegt diese nachmittägliche

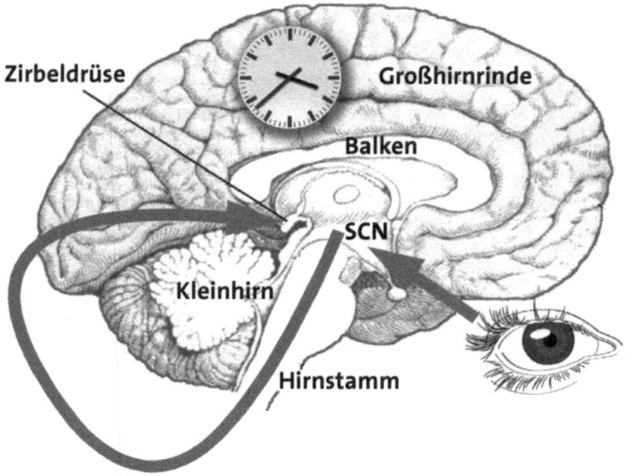

Abb. 2: Die innere Uhr im menschlichen Gehirn

Tief im Zentrum unseres Gehirns befindet sich die innere Hauptuhr (SCN = suprachiasmatischer Nukleus) des Körpers. Wichtigster Zeitgeber für die innere Uhr ist das Sonnenlicht, das auf die Netzhaut der Augen fällt. Der Wechsel zwischen hell und dunkel wird als Tag-Nacht-Zeitsignal direkt an die innere Uhr weitergeleitet und ist von dort aus mit der Zirbeldrüse verschaltet. In der Zirbeldrüse wird das Schlafhormon Melatonin gebildet. Dunkelheit fördert die Ausschüttung von Melatonin, Helligkeit dagegen blockiert die Melatoninausschüttung.

Ruhephase in der Zeit zwischen 14 und 16 Uhr (»Siesta«-Zeit). Schließlich beginnt am späteren Abend die Nachtschlafphase, die bis zum nächsten Morgen andauert.

Die untenstehende Abbildung zeigt den zweigipfligen Verlauf der Aktivphasen. Nachmittags – in der Zeit der Siesta – fällt die Aktivitätsbereitschaft ab, während das Ruhebedürfnis des Organismus steigt. Danach kommt es am späteren Nachmittag zu einem erneuten Anstieg der körperlich-geistigen Aktivitätsbereitschaft, bis im Laufe des Abends diese immer mehr absinkt und schließlich während des Nachtschlafs um drei Uhr morgens ihren Tiefpunkt erreicht.

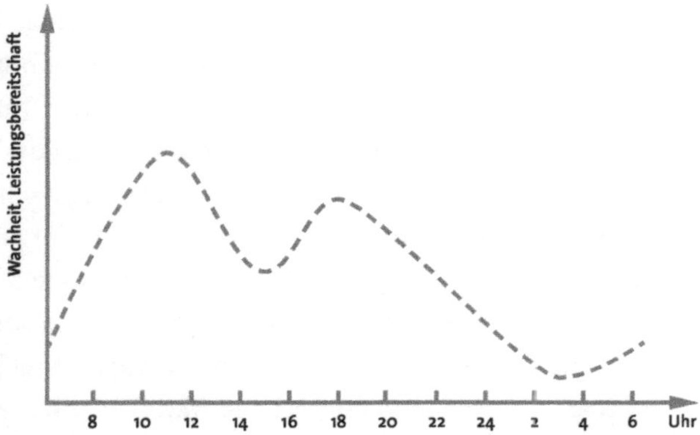

Abb. 3: Verlauf des biologischen Zeitprogramms beim Menschen mit zwei Aktivphasen (eine vormittags und die zweite am späteren Nachmittag).

Bei den meisten Menschen ist der Organismus am frühen Nachmittag auf eine Ruhe- bzw. Erholungsphase eingestellt. Am späten Abend beginnt die Nachtschlafphase mit einem Tiefpunkt der Aktivitätsbereitschaft um 3 Uhr nachts.

Wie überall in der Natur üblich gibt es individuell unterschiedliche Ausprägungen des zeitbiologischen Wach-Schlaf-Programms. Die Spannbreite reicht vom Nachteulentyp mit einem Aktivitätsschub zur Nacht hin bis zum Lerchentyp mit einem ersten Aktivitätsgipfel früh am Morgen.

Ist die innere Uhr und damit unser biologischer Tag-Nacht-Rhythmus »im Takt«, schlafen wir gut. Gerät er durcheinander, verschlechtert sich der Schlaf. Der sog. »Jetlag« ist ein einfaches Beispiel dafür, wie Schlafprobleme entstehen, wenn der innere Rhythmus durcheinandergerät.

Beim »Jetlag« geschieht das dadurch, dass wir auf längeren Flugreisen mehrere Zeitzonen so schnell überfliegen, dass die innere Uhr nicht mehr hinterherkommt. Während am Zielort des Jets bereits tiefe Nacht herrscht, befindet sich die innere Uhr noch im »Tag«-Rhythmus und schaltet den Körper auf aktiv. Die Folge ist, dass wir in den ersten Nächten an unserem Reiseziel deutlich schlechter schlafen.

Interessanterweise ist das aber nur in den ersten Nächten der Fall. Denn unsere innere Uhr passt sich normalerweise innerhalb von zwei bis drei Tagen einem neuen Tag-Nacht-Rhythmus an. Diese Anpassungsfähigkeit hängt damit zusammen, dass die innere Uhr des Menschen durch sog. Zeitgeber ständig nachgeeicht und im passenden Rhythmus gehalten wird. Die Art und Weise, wie der wichtigste Zeitgeber – das Licht der Sonne – auf unsere innere Uhr einwirkt, haben wir schon kennengelernt. Aber der Hell-dunkel-Wechsel ist nicht der einzige Zeitgeber. Weitere wichtige Zeitgeber sind körperliche Aktivität sowie eine Ruhephase am Nachmittag (Siesta).

Die drei wichtigsten Zeitgeber für den Biorhythmus
1. Licht mit dem Hell-dunkel-Wechsel von Tag und Nacht
2. Körperliche Aktivitäten tagsüber
3. Ruhephase am frühen Nachmittag in der »Siesta«-Zeit

Tab. 1: Die drei wichtigsten Zeitgeber für den Biorhythmus

Auswirkungen von Schichtarbeit auf die Rhythmik der inneren Uhr

Bei Schichtarbeit, insbesondere, wenn diese mit regelmäßigen Nachtdiensten verbunden ist, stößt die Anpassungsfähigkeit des Organismus an ihre Grenzen. Ein regelmäßig wiederkehrender Rhythmuswechsel von Arbeits- und Ruhephasen entgegen dem natürlichen Tag-Nacht-Rhythmus beeinträchtigt die zeitbiologische Rhythmik der inneren Uhr.

So ist bei Menschen, die im wechselnden Tag-Nacht-Schichtdienst arbeiten, die Produktion des Schlafhormons Melatonin häufig eingeschränkt. In der Folge führt die zu geringe Ausschüttung von Melatonin während der Schlafzeit dazu, dass der

Schlaf an Tiefe und Erholsamkeit verliert (siehe auch Abschnitt »Wie der Zeitgeber Licht funktioniert« ab S. 64).

Um die gesundheitlichen Beeinträchtigungen, die mit regelmäßigen Nachtschichten einhergehen, zu vermindern, wird u. a. empfohlen, mit eingestreuten Nachtschichten zu arbeiten, beispielsweise nicht mehr als drei Nachtdienste hintereinander zu legen.

Nachtarbeiter sollten sich nach der Schicht möglichst keinem hellen Licht mehr aussetzen, vor allem auch keinem Sonnen- oder Bildschirmlicht mehr. Falls möglich, sollte bereits auf dem Heimweg eine Abdunkelung des Außenlichts erfolgen, z. B. durch das Tragen einer Sonnenbrille. Für den Tagschlaf muss ein dunkler, kühler und ruhiger Raum zur Verfügung stehen.

Schichtarbeitern wird zudem empfohlen, besser fünf bis sechs leichte Mahlzeiten zu sich zu nehmen als wenige schwere. Schwere Mahlzeiten vor dem Zubettgehen wirken sich generell ungünstig auf den Schlaf aus. Vor allem gilt das für kohlenhydratreiche Essen wie eine große Portion Nudeln, Kartoffeln oder eine Pizza.

Wie die Bezeichnung »Kohlen …« schon nahelegt, befeuern Kohlenhydrate tatsächlich die Energie- bzw. Wärmeerzeugung im Körper. Nach dem Essen einer größeren Menge an Kohlenhydraten beschleunigt sich der Herzschlag, und die Körperkerntemperatur ist mehrere Stunden lang erhöht. Man schläft jedoch viel besser und tiefer, wenn die Körperkerntemperatur, wie beim natürlichen Tag-Nacht-Rhythmus vorgesehen, absinkt. Das Absinken der Körperkerntemperatur wird dadurch gefördert, dass man mindestens zwei Stunden vor dem Schlafengehen keine kalorien- bzw. kohlenhydratreichen Nahrungsmittel mehr zu sich nimmt.

Es hat sich gezeigt, dass Menschen, die zu den Spätaufstehern gehören (sog. Nachteulentypus), Nachtschichten als nicht so belastend wahrnehmen. Allerdings nimmt die Verträglichkeit von

Schichtarbeit generell bei vielen Betroffenen mit zunehmenden Alter ab, auch wenn deren Schlafvorlieben (Lerchen- bzw. Nachteulentyp, siehe auch S. 57) bei der Schichtplangestaltung Berücksichtigung finden.

Wodurch sich ein gestörter Biorhythmus wieder normalisiert

Menschen reagieren unterschiedlich auf Störungen des inneren Rhythmus. Manche bekommen schon Schlafprobleme bei der Umstellung von Winterzeit auf Sommerzeit. Diese Zeitumstellung von nur einer Stunde kann bereits zu einer merklichen, inneren Rhythmusstörung führen, die dann unter dem Einfluss von Zeitgebern von selbst innerhalb weniger Tage wieder abklingt.

Wie empfindlich wir auf solche Rhythmusstörungen reagieren, hängt auch vom Lebensalter ab. Je älter wir werden, umso anfälliger wird der Schlaf gegenüber Störungen des Biorhythmus. Deshalb wird es mit zunehmendem Alter immer wichtiger, auf den eigenen Biorhythmus zu achten.

Ein gestörter innerer Tag-Nacht-Rhythmus gehört zu den häufigen Ursachen für Schlafprobleme. Umgekehrt liegt bei länger dauernden Schlafproblemen immer auch eine Störung des Tag-Nacht-Rhythmus vor. Wenn wir unter Schlafproblemen leiden, können wir uns selber helfen, indem wir auf die innere Uhr achten und in unserem Alltag die drei wichtigsten Zeitgeber so einbauen, dass der natürliche Biorhythmus sich wieder normalisiert.

Die nachfolgende Tabelle gibt einen Überblick, wodurch unsere innere Uhr, wenn sie durcheinandergeraten ist, wieder in den richtigen Rhythmus gebracht wird. Demgegenüber zeigt die Tabelle auch, wodurch der Rhythmus der inneren Uhr gestört wird und »aus dem Takt« gerät.

Zeitgeber	**günstige Beeinflussung**	**ungünstige Beeinflussung**
1. Licht	tagsüber (falls möglich mittags) Sonnenlicht »tanken« zwei Stunden vorm Schlafengehen kein Bildschirmkonsum dunkles Schlafzimmer	sich den ganzen Tag drinnen, in »geschlossenen« Räumen aufhalten vorm Schlafengehen vor einem Bildschirm sitzen Schlafzimmer nicht richtig dunkel
2. Körperliche Aktivität	Bewegung und Sport (jede körperliche Betätigung im Alltag zählt)	Bewegungsarmut Ausdauer- bzw. Krafttraining in den letzten zwei Stunden vorm Schlafengehen
3. Ruhephase in der Siesta-Zeit (»Power Nap«)	in der Zeit zwischen 14 und 16 Uhr: 20 Minuten lang Entspannungstrance bzw. kurzes »Nickerchen«	keine Ruhephase am Nachmittag Nachmittagsschlaf länger als 30 Minuten tagsüber im Bett liegen

Tab. 2: Beeinflussung des Biorhythmus durch Zeitgeber

In den nachfolgenden drei Abschnitten wird im Einzelnen beschrieben, wie die Zeitgeber funktionieren und wie wir sie nutzen können, um erholsamer zu schlafen. Viele Menschen berichten davon, dass sie schon nach wenigen Tagen einen positiven Effekt bemerken, nachdem sie die beschriebenen Maßnahmen in ihren Tagesablauf eingebaut haben.

Wenn Sie allerdings schon seit längerer Zeit unter ausgeprägten Schlafproblemen leiden, braucht es häufig länger, bis sich die innere Uhr wieder einpendelt. Bei länger bestehenden Schlafstörungen kann der innere Rhythmus so durcheinandergeraten sein, dass er sich erst langsam wieder normalisiert. Wichtig ist also, konsequent »dranzubleiben« und im Einklang mit den natürlichen Zeitgebern seinen Alltag zu gestalten. Manchmal kann es drei oder vier Wochen dauern, bis Sie die Früchte Ihrer Bemühungen ernten.

Vom Computerzombie zum Tischtennisfreak:
Wie Thorsten seinen »neuen Rhythmus aufbaute«

Thorsten ist 26 Jahre alt und hat sein Leben mittlerweile, wie er selbst sagt, *»wieder gut im Griff«*. Thorsten macht dabei eine Geste mit seiner rechten Hand, als wenn diese einen Tischtennisschläger hält.

Die Maßnahmen, die Thorsten von sich aus ergriffen hatte und von denen er mir erzählte, liegen erstaunlich nah am heutigen schlafmedizinischen Wissen. Vielleicht verfügte er über diesbezügliche Informationsquellen im Internet. Ich halte es aber auch für möglich, dass er sich von einem intuitiven Wissen hat leiten lassen.

Thorsten: »Auch wenn es viele Rückschläge gab, meinen Lebenswandel von früher habe ich hinter mir gelassen«, und er holt etwas weiter aus: »Als ich 13 war, bin ich mit meiner Mutter umgezogen. Auf einen Schlag hatte ich keine Freunde mehr, und von meinem 4 Jahre älteren Stiefbruder wurde ich terrorisiert. Ich litt unter der Angst vor ihm. Der ist nachts um vier Uhr einfach in mein Zimmer gekommen, war auf Droge und hat mich total zugetextet.«

Thorsten erzählt weiter: »Damals bin ich introvertiert geworden. Ich habe meine Zeit mit Tagträumen vertrödelt, habe rumgegammelt, und als ich mit 18 meine erste eigene Wohnung hatte, hockte ich nur noch zu Hause und habe am PC gespielt, ein Computerspiel nach dem anderen. Ich lebte wie ein Zombie, habe kaum gegessen, kaum getrunken, täglich 20 bis 30 Zigaretten geraucht. Fast drei Jahre lang habe ich das Haus nur noch selten verlassen, bin meistens erst nachmittags um 16 Uhr aufgestanden. Nachts war ich immer wach und habe dann die ganze Zeit vorm Computer gesessen.

Ich verlor meine Wohnung. Gottseidank gab es noch einen Freund, Max, bei dem ich erst mal unterkam. Max hatte einen Job gefunden und arbeitete tagsüber. Ich schlief währenddessen in seinem Schlafzimmer, auf einem Sofa. Wenn mein Kumpel nach Hause kam, stand ich auf. Wir haben dann zusammen etwas gegessen. Wir saßen also jeden Abend in der Küche, und Max hat erzählt, was am Tag so passiert ist. Ich merkte, dass ich nichts zu erzählen hatte, und eines Tages ging mir ein Licht auf, dass irgendetwas total schief läuft in meinem Leben.

Ich versuchte, mir einen neuen Rhythmus aufzubauen, vom Tag mehr mitzubekommen, weniger am Computer zu sitzen, nachts zu schlafen. Es begann, mich zu nerven, dass mein Schlaf nachts nicht funktionierte. Ich bin zu mehreren Ärzten hingegangen. Alle wollten mir Medikamente verschreiben. Aber ich wollte auf Medikamente verzichten. Ich sagte mir: Das kann es nicht sein, man muss es selber schaffen.

Da habe ich einen Selbstversuch gestartet: Ich wollte Schlafen zu einem aktiven Part werden lassen, d. h., ich beschloss, bewusst schlafen zu gehen, mich also darauf vorzubereiten, Schlafen zu gehen, den Körper zur Ruhe kommen zu lassen. Ab 20 Uhr habe ich den Computer abgestellt. Ich habe weniger geraucht und abends vorm Schlafengehen schwere Nahrung vermieden.

Ich habe auf meinen Körper gehört und gespürt: Wenn ich abends Pizza oder eine große Portion Nudeln gegessen hatte, ging dadurch mein Puls höher. Es war dann viel schwieriger, den Körper runterzufahren und mit ihm zur Ruhe zu kommen, denn der musste erst mal die schweren Sachen verdauen. Wenn er zur Ruhe kommen kann, wird der Körper automatisch schläfrig. Am Anfang klappte es nicht, ich wurde ungeduldig, stand dann auf, puzzelte rum, löste Kreuzworträtsel mitten in der Nacht.

Irgendwann in dieser Zeit habe ich gemerkt, dass es mir guttat, wenn ich tagsüber einfach rausging und abends noch etwas mit meinem Kumpel zusammen unternommen habe. Zum Beispiel Tischtennisspielen. Um die Ecke stand auf einem Spielplatz eine Tischtennisplatte. Im Sommer haben Max und ich dann fast jeden Abend dort Tischtennis gespielt. Es sind noch weitere junge Leute aus der Gegend dazugekommen, und ich bin dann voll eingestiegen auf Tischtennis, habe mich, als der Herbst kam, bei einem Verein angemeldet, um auch im Winter regelmäßig spielen zu können.

Auch jetzt, wo ich einen Job habe, ist mir das wichtig, mindestens zweimal in der Woche Tischtennis spielen zu können ...«

Thorsten erzählt zunächst von einer extremen Phase seines Lebens, in der er nachts in einer eigenen Welt gelebt hat, die sich mehr oder weniger nur um Computerspiele drehte. Vielleicht war es wichtig für ihn, diese Lebensform exzessiv auszuleben, um sie dann umso entschiedener hinter sich zu lassen. Am Tiefpunkt kommt die Rettung. Über einen Freund, bei dem er Unterschlupf findet, findet er nach und nach einen »neuen Rhythmus« – zurück ins volle Leben.

Eine Fortsetzung von Thorstens Lebensgeschichte, in der sein Entdeckergeist von Neuem aufblitzt, findet sich in »Woche 4: Selbsthypnose – wie Sie mehr Tiefschlaf finden« auf S. 108.

Wie der Zeitgeber »Licht« funktioniert

Durch Licht bzw. Dunkelheit wird die Ausschüttung des Schlafhormons Melatonin gesteuert. Tagsüber, wenn es hell ist, unterdrückt unsere innere Uhr die Ausschüttung des Schlafhormons, nach Sonnenuntergang dagegen, wenn es dunkler wird, beginnt sie mit der Ausschüttung von Melatonin.

Dabei steigt die Melatoninausschüttung mit zunehmender Dunkelheit in den Abendstunden zunächst langsam an, um dann steil an zusteigen, wenn wir uns ins Bett legen und die Augen schließen.

Die folgende Abbildung zeigt, dass die Menge des in der Nacht ausgeschütteten Schlafhormons mit zunehmendem Lebensalter abnimmt. Die Ausschüttungskurve verläuft bereits im mittleren Erwachsenalter deutlich flacher als in jungen Jahren. Das erklärt, warum der Nachtschlaf mit zunehmendem Lebensalter störanfälliger wird.

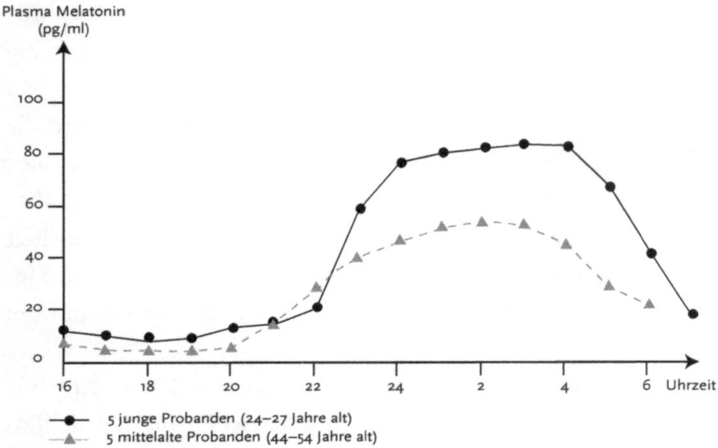

Abb. 4: Die nächtliche Ausschüttungskurve von Melatonin in Abhängigkeit vom Alter (modifiziert nach Rodenbeck 2007)

Die Abbildung zeigt die Melatonin-Ausschüttungskurve bei jungen Erwachsenen (schwarze Linie mit Punkten) im Vergleich zu Menschen im mittleren Lebensalter (graue Linie mit Dreiecken).

Melatonin ist das wichtigste Schlafhormon des Menschen und aller Säugetiere. Es fördert die Einschlaf- und Durchschlafbereitschaft des gesamten Organismus. Jede einzelne Zelle des Körpers profitiert davon und wird nachts durch Melatonin in den Schlafmodus geschaltet. Je mehr Melatonin nachts ausgeschüttet wird, umso besser können wir abends einschlafen und die Nacht durchschlafen.

Vor Erfindung des elektrischen Lichts wurde die Ausschüttung von Melatonin ausschließlich über den Stand der Sonne gesteuert. Dabei spielen die bläulichen Anteile des Sonnenlichts – am stärksten vertreten in der hellen Mittagssonne – eine besondere Rolle. Wie das genau funktioniert, wurde von der Wissenschaft erst vor wenigen Jahren aufgeklärt.

2002 entdeckten Schlafforscher, dass es in der Netzhaut des menschlichen Auges spezielle Sehzellen gibt, die besonders empfindlich auf die blauen Anteile von Licht reagieren. Das Mittagslicht der Sonne enthält sehr viel »blaues Licht«, während die Abendsonne mehr rötliches Licht enthält.

Wenn helles, bläuliches Licht auf die Netzhaut fällt, wird die Produktion vom Schlafhormon Melatonin gestoppt. Die Blockierung von Melatonin sorgt dafür, dass der Mensch tagsüber fit ist und aktiv sein kann. Die langsam einsetzende Dunkelheit nach Sonnenuntergang dagegen setzt die Ausschüttung von Melatonin in Gang. Dieses löst bei Menschen Müdigkeit und ein Schlafbedürfnis aus.

Helles, künstliches Licht am Abend oder in der Nacht wirkt wie Sonnenlicht. Es unterdrückt die Ausschüttung des Schlafhormons. Diese Wirkung tritt vor allem dann ein, wenn wir vor dem Zubettgehen über längere Zeit auf einen Bildschirm oder in eine andere helle Lichtquelle schauen. Zahlreiche wissenschaftliche Untersuchungen haben gezeigt, dass Bildschirmlicht am Abend die Ausschüttung des Schlafhormons Melatonin unterdrückt.

Besonders stark ausgeprägt ist dieser Effekt, wenn das Bildschirmlicht hohe Anteile von bläulichem Licht enthält. Bläuliches Licht wird vor allem durch LED-Leuchten und Flachbildschirme mit LED-Beleuchtung abgestrahlt. Die meisten Fernseh- und Computerflachbildschirme arbeiten mit LED-Leuchttechnik.

Die folgende Abbildung zeigt, wie sich das abendliche Betrachten eines LED-Flachbildschirms im Vergleich zu einem LED-freien Bildschirm auswirkt. Untersucht wurden die Ausschüttung des Melatonins (oberes Bild) und das Müdigkeitsgefühl (unteres Bild) bei den Teilnehmern der Studie.

Das Schauen auf einen LED-Flachbildschirm (schwarze Linie) in der Zeit vorm Zubettgehen unterdrückt die Ausschüttung des Schlafhormons Melatonin und das Müdigkeitsgefühl noch sehr viel stärker als bei einem LED-freien Bildschirm

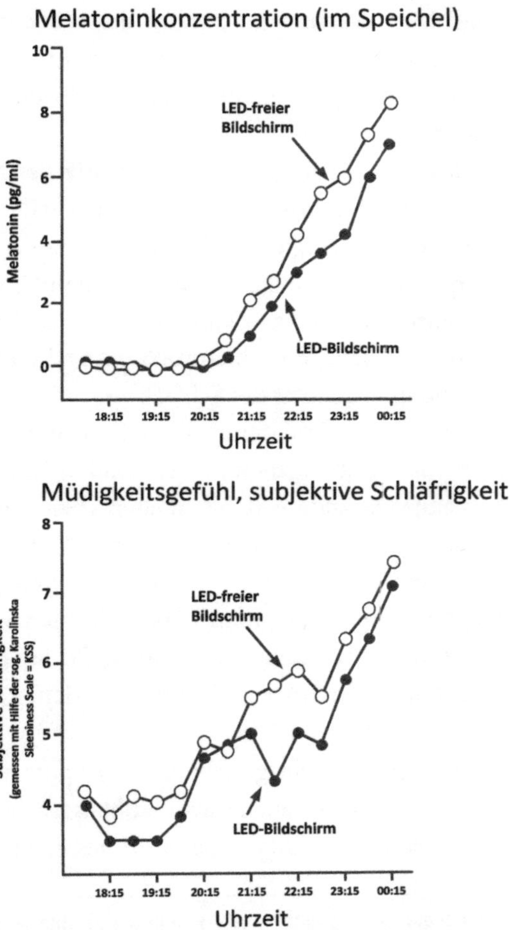

Abb. 5: Verzögerung der Ausschüttung von Melatonin durch LED-Flachbildschirme im Vergleich zu LED-freien Bildschirmen und die Auswirkung auf das Müdigkeitsgefühl.

Unter Laborbedingungen saßen die Teilnehmer ab ca. 19:30 Uhr über einen Zeitraum von fünf Stunden (inklusive Pausen) jeweils vor einem Bildschirm. Bereits nach einer Stunde Bildschirmkonsum zeigte sich, dass die Melatoninausschüttung durch einen LED-Bildschirm stärker unterdrückt wurde als durch einen LED-freien Bildschirm. Die verminderte Ausschüttung von Melatonin führte zu einer stundenlangen Unterdrückung von Müdigkeitsgefühl und Schlafbedürfnis.

(graue Linie). Man erkennt am Verlauf der schwarzen Linie, dass sich die Ausschüttung von Melatonin deutlich verzögert. Dadurch werden Müdigkeitsgefühl und Schlafbedürfnis stundenlang unterdrückt.

Dieser Effekt macht sich besonders negativ bei Menschen bemerkbar, die an sich schon unter einem störanfälligen Schlaf leiden, z. B. bei altersbedingten Schlafproblemen oder bei Frauen mit Schlafproblemen infolge des hormonellen Umbruchs in den Wechseljahren. Die Folgen einer verzögerten Freisetzung von Melatonin sind dann Einschlafprobleme und eine deutlich schlechtere Erholungsqualität des Schlafs.

Wer etwas für seinen Schlaf tun will, sollte sich in den letzten zwei Stunden vorm Zubettgehen keinem Bildschirmlicht mehr aussetzen. Es gibt viele andere Möglichkeiten, diese Zeit vor dem Schlafen besser, schlaffreundlicher zu verbringen. In der Checkliste zu Ihrem persönlichen Biorhythmus (siehe unten) werden dazu zahlreiche Beispiele genannt. Lassen Sie sich von Ihrem tieferen Spürsinn leiten, welche der Beispiele für Sie persönlich am besten sind, um »im Takt« zu bleiben mit dem natürlichen Tag-Nacht-Rhythmus.

Schlafmediziner haben festgestellt, dass eine gute Melatoninausschüttung in der Nacht auch davon abhängt, wie viel Sonnenlicht wir tagsüber »getankt« haben. Je besser tagsüber die

Übersicht: Beispiele für Beleuchtungsstärken in der SI²-Einheit Lux (modifiziert nach Staedt u. Riemann 2007)
• Mittagssonne am Strand: 100000 Lux • sonniger Sommertag: 50000 Lux • bewölkter Wintertag: 4000 Lux • Innenraumbeleuchtung: 400 Lux • Großraumbüro: 1000 Lux • sternenklarer Nachthimmel: 0,001 Lux.

Tab. 3: Übersicht zu Beispielen von Beleuchtungsstärken in der SI-Einheit Lux

Bildung von Melatonin blockiert wird, umso besser funktioniert die Ausschüttung in der Nacht, und umso besser schlafen wir. Daher wird die nächtliche Melatoninausschüttung dadurch gefördert, dass man sich tagsüber möglichst viel im Hellen aufhält.

Wenn irgend möglich sollte man mindestens 30 Minuten draußen »Licht tanken«. Am besten mittags, denn man weiß heute, dass besonders das helle, bläuliche Mittagslicht die Melatoninproduktion am Tage blockiert und in der Nacht fördert. Wie die oben stehende Übersicht zeigt, findet sich draußen selbst an einem bewölkten Wintertag zum Mittag hin eine zehnmal höhere Lichtstärke als in einem normal beleuchteten Innenraum.

Wie der Zeitgeber »körperliche Aktivität« funktioniert

Der »Muskelapparat« ist das mit Abstand größte Organ des menschlichen Körpers. Muskeln bestehen nicht nur aus den eigentlichen Muskelzellen, mit denen sie ihre Kraft entwickeln. 40 % der Muskelmasse sind Nervenfasern, die wie Sensoren arbeiten und ständig Informationen zum Gehirn weiterleiten. Im Gehirn sind diese Nervenbahnen mit der inneren Uhr verschaltet. Von dort aus werden die Muskeln über eine Feedbackschleife einerseits auf »aktiv« oder auf »passiv« geschaltet, andererseits nehmen sie durch ihre Aktivität selbst direkten Einfluss auf den Rhythmus der inneren Uhr.

Bei den meisten Menschen weist die biologische Rhythmuskurve der inneren Uhr zwei tageszeitabhängige Aktivitätsgipfel auf. Schaltet die innere Uhr auf »aktiv«, dann geht der gesamte Organismus in eine erhöhte körperlich-geistige Leistungsbereitschaft. Die erste Aktivphase beginnt am Morgen, steigt im Laufe des Vormittags an und sinkt dann gegen Mittag ab. Eine zweite

Aktivphase startet am späteren Nachmittag und fällt zum Abend hin langsam ab. Die Tiefpunkte der körperlich-geistigen Leistungsbereitschaft des Organismus finden sich um 15 Uhr nachmittags und um 3 Uhr nachts (siehe hierzu auch die Abb. 3 auf S. 57: Verlauf des biologischen Zeitprogramms beim Menschen mit zwei Aktivphasen).

Wenn wir uns während der biologisch vorgegebenen Aktivphasen bewegen, wirkt sich das positiv auf den inneren Tag-Nacht-Rhythmus aus. Das wiederum fördert das Einschlafen und den Tiefschlaf. Die sportmedizinische Forschung zeigt, dass jede Bewegung zählt, also nicht nur Joggen, Walking, Schwimmen, Radfahren oder Krafttraining, sondern auch Gehen, Treppensteigen oder – bei überwiegend sitzender Tätigkeit tagsüber – häufigeres Aufstehen zwischendurch. Schon alleine das Umstellen des Papierkorbs vom Schreibtisch in die gegenüberliegende Ecke des Raumes kann helfen.

Ungünstig ist eine generelle Bewegungsarmut, aber auch eine verstärkte körperliche Aktivität in den letzten zwei Stunden vorm Schlafengehen.

Wie der Zeitgeber »Ruhephase in der Siesta-Zeit« funktioniert

Wenn Sie noch einmal einen Blick auf die Abbildung 3, Seite 57 (Verlauf des biologischen Zeitprogramms beim Menschen mit zwei Aktivphasen), werfen, stellen Sie fest, dass die innere Uhr den Organismus auf zwei Ruhephasen schaltet. Die längere und wichtigste Ruhephase ist natürlicherweise der Nachtschlaf – er ist somit der Hauptschlaf.

Im Nachtschlaf durchlaufen wir eine typische, mehrmalige Abfolge verschiedener Schlafstadien: Nach dem Einschlafstadium folgen tiefere Schlafstadien, danach wird der Schlaf wieder oberflächlicher und mündet – 90 Minuten nach dem Einschlafen – in das Stadium des Traumschlafs (sog. »REM-Schlaf«[3]), um von dort erneut in tiefere Schlafstadien »abzutauchen«. Eine solchermaßen zusammengesetzte Abfolge wird in der Nacht ungefähr vier bis sechs Mal durchlaufen.

Wie wir weiter oben schon gesehen haben, ist der Nachtschlaf am erholsamsten, wenn es dunkel ist und im Organismus das Schlafhormon Melatonin ausgeschüttet wird. Unabhängig von Dunkelheit und unabhängig von der Ausschüttungskurve des Melatonins gibt es bei den meisten Menschen eine zweite, zeitbiologisch vorprogrammierte Ruhephase, die am frühen Nachmittag beginnt und in etwa zwischen 15 und 16 Uhr endet. In diese Zeit fällt die sog. Siesta, wie sie in vielen Mittelmeerländern üblich ist.

In dieser zweiten Ruhephase reicht für das Erholungsbedürfnis ein kurzer, insgesamt 20 bis 30 Minuten dauernder, allenfalls leichter Schlaf völlig aus. Es handelt sich also mehr um ein Entspannungs-»Schläfchen«, ein kurzes »Wegdösen«, vielerorts auch »Nickerchen« genannt. Dieser »Nebenschlaf« am Nachmittag, der unabhängig vom Hell-dunkel-Wechsel stattfindet, unterscheidet sich somit im Hinblick auf die Schlafstruktur ganz erheblich vom Hauptschlaf in der Nacht. Vor allem enthält er – zumindest unter Normalbedingungen – keine Tiefschlafphasen.

Wir konzentrieren uns bei dieser Betrachtung auf den unter Menschen am meisten verbreiteten biologischen Rhythmus. Wie überall in der Natur gibt es individuelle Unterschiede. Bei manchen Menschen z. B. ist die Kurve so verschoben, dass die nächtliche Ruhephase erst deutlich später beginnt und damit auch die morgendliche Aktivphase später einsetzt. Man nennt diese Form des Tag-Nacht-Rhythmus auch den »Nachteulen-

3 REM: Rapid Eye Movements

typ« (siehe auch S. 57). Anzutreffen ist dieser Typus vor allem bei Menschen in der Jugendzeit. Im Erwachsenenalter verändert er sich dann meistens in Richtung des Rhythmus, wie er in der oben genannten Abbildung dargestellt ist.

Wenn man längere Zeit unter Schlafproblemen leidet, ist der Rhythmus der inneren Uhr gestört. Dann ist es besonders wichtig, die Ruhephasen zu beachten und nach Möglichkeit in der Siesta-Zeit eine ca. 20 bis 30 Minuten lange Ruhephase einzulegen. Viele wissenschaftliche Untersuchungen haben gezeigt, dass eine Siesta-Pause dazu beiträgt, den natürlichen Tag-Nacht-Rhythmus wiederherzustellen. Sie bekommt somit eine gesundheitsfördernde, schlaffreundliche Zeitgeberfunktion.

Wie bei den übrigen Zeitgebern auch zeigt sich der positive Effekt häufig nicht gleich von einem Tag auf den andern, sondern braucht etwas Zeit. Bei ausgeprägten Schlafproblemen kann es drei bis vier Wochen dauern, bis sich die positiven Auswirkungen solcher Verhaltensänderungen auf den Nachtschlaf und damit auch auf das Gesamtbefinden bemerkbar machen.

Von daher empfiehlt es sich, die nachfolgende Checkliste über einen Zeitraum von vier Wochen zu verwenden, um den längerfristigen Erfolg der Maßnahmen für sich beurteilen zu können.

Persönliche Checkliste »Meine Zeitgeber für einen schlaffreundlichen Biorhythmus«

Zeitgeber »Licht«

a) Check: Zwei Stunden vor dem Schlafengehen bildschirmfrei (kein Computer, kein Fernsehen, kein Tablet), mindestens an vier Abenden in der Woche:

Montag	
Dienstag	
Mittwoch	
Donnerstag	
Freitag	
Samstag	
Sonntag	

Unterstreichen Sie die betreffenden Wochentage und notieren Sie sich dazu, was Sie ohne Bildschirm gemacht haben.

Beispiele für eine schlaffreundliche Abendgestaltung zu zweit oder dritt:

- Skat, Mühle, Tantrix oder andere Spiele
- gemeinsamer Abendspaziergang
- zusammen mit dem Hund rausgehen
- tanzen
- in die Badewanne gehen
- sich gegenseitig etwas vorlesen
- Musik machen
- gemeinsam Musik, Radio oder Hörbücher hören
- sich gegenseitig massieren
- sich die Haare schneiden lassen
- in die Sauna gehen
- sich etwas erzählen
- gemeinsam einen schlaffördernden Kräutertee (Melisse, Lavendel, Orangenblüten, Fenchel, Baldrian, Hagebutte) zubereiten und trinken
- …

Beispiele für eine schlaffreundliche Abendgestaltung allein:

- rumstöbern, etwas wiederfinden, einsortieren
- Zeitschriften, Bücher lesen
- Fotos sortieren, in Album kleben
- Radio, Musik, Hörbücher hören
- Abendspaziergang
- Brief schreiben
- durch die Stadt spazieren
- Spaziergang mit dem Hund
- ein Entspannungsbad nehmen (Badezusatz: Melisse, Hopfen, Lavendel)
- in die Sauna gehen
- einen schlafférdernden Kräutertee (Melisse, Lavendel, Orangenblüten, Fenchel, Baldrian, Hagebutte) zubereiten und trinken
- Kreuzworträtsel, Sudoku lösen
- einen Freund anrufen
- Großmutter und/oder Großvater anrufen und fragen, wie man früher, als es noch keinen Fernseher gab, den Abend verbracht hat
- Füße mit Fußbalsam einreiben
- Yoga machen
- meditieren
- zum Nachbarn gehen
- singen, Musik spielen
- stricken, häkeln, nähen, Handarbeiten
- basteln, Modellbau
- …

b) Check: Tagsüber sich mindestens 30 Minuten draußen im Hellen aufhalten, am besten zur Mittagszeit, möglichst jeden Tag:

Montag	
Dienstag	
Mittwoch	
Donnerstag	
Freitag	
Samstag	
Sonntag	

Unterstreichen Sie die betreffenden Wochentage und notieren Sie sich dazu, was Sie draußen gemacht haben.

Beispiel für einen Aufenthalt im Freien:

- morgens mit dem Fahrrad zur Arbeit fahren
- im Bus, in der Straßenbahn eine Haltestelle früher aussteigen und zu Fuß gehen
- zwischendurch draußen »die Beine vertreten«
- Cappuccino draußen trinken
- im Außenbereich eines Cafés sitzen und Leute beobachten
- in einen Park gehen, sich umschauen, auf eine Bank setzen
- in die Stadt gehen Schaufenster, Menschen, Baustellen, interessante Häuser beobachten
- Spaziergang machen
- einen Einkauf, Behördengang, Arzttermin etc. zu Fuß erledigen
- …

Zeitgeber »körperliche Aktivität«

c) Check: Mindestens 30 Minuten Bewegung täglich:

Montag	
Dienstag	
Mittwoch	
Donnerstag	
Freitag	
Samstag	
Sonntag	

Unterstreichen Sie die betreffenden Wochentage und notieren Sie sich dazu, was Sie gemacht haben.

Beispiele für Bewegungsaktivitäten:

- Treppen steigen
- Rad fahren
- Spazieren gehen, Rumgehen, Schlendern, Flanieren
- Nordic Walking, Laufen, Schwimmen
- Übungen an Fitnessgeräten
- Seilspringen
- Tanzen
- Sport zu zweit: Tischtennis, Tennis, Federball, Beachball, Frisbee werfen etc.
- Mannschaftssportarten: Fußball, Basketball, Hockey, Cricket etc.
- …

Zeitgeber »Ruhephase in der Siesta-Zeit«

d) Check: 20 bis maximal 30 Minuten Selbstentspannung tagsüber, falls möglich, in der Zeit zwischen 14 und 16 Uhr:

Montag	
Dienstag	
Mittwoch	
Donnerstag	
Freitag	
Samstag	
Sonntag	

Unterstreichen Sie die betreffenden Wochentage und notieren Sie sich dazu, wo und wie Sie sich entspannt haben.

Beispiele für Ruhephasen in der Siesta-Zeit:

- Dösen auf einer Couch, auf einer Bank, auf einer Wiese, in einem Liegestuhl …
- sich hinlegen und kurzes Nickerchen machen
- 5-4-3-2-1-Selbsthypnose (siehe Woche 1)
- Selbsthypnose mit Fantasiereise »Liegestuhl am Strand« (siehe Woche 4)
- die schönsten Plätze zum Entspannen in Ihrer Umgebung finden und »austesten«: Kirchen, Bibliotheken, Museen, Parkanlagen etc.
- …

Woche 3: Unbeschwert ins Bett – Wie Sie Ihr »inneres Konto« ins Plus bringen

Die bildhafte Vorstellung eines »inneren Kontos« ist den Arbeiten des angesehenen Psychiaters und Psychoanalytikers Stavros Mentzos entlehnt. Er benutzte die Metapher »innerseelischer Bankkonten«, um zu veranschaulichen, wie im Gefühlshaushalt des Menschen die Selbstwertregulation funktioniert. Mit dem Bild des »inneren Kontos« ist keinesfalls die finanzielle Ausstattung von Menschen gemeint, auch wenn diese zur Selbstwertstärkung beitragen kann.

Das »innere Konto« versinnbildlicht einerseits die emotionalen »Guthaben«, »Sicherheiten«, »Überschüsse«, andererseits die emotionalen »Kosten«, »Verluste«, »Abzüge« in unserem Gefühlshaushalt. Stavros Mentzos wendete dieses Bild bei der Therapie von Patienten an, die unter Selbstwertproblemen litten. In diesem Buch wird sein Modell in abgewandelter, vor allem auch in wesentlich vereinfachter Form verwendet.

Eine Benutzung dieser vereinfachten Form setzt voraus, dass die Selbstwertregulation weitgehend stabil ist. Im Rahmen bestimmter psychischer Störungen, z. B. bei depressiven Verstimmungen, ist das nicht der Fall. Insbesondere Menschen, die sich gerade in einer depressiven Phase befinden, werten sich selbst ab und neigen dazu, sich selbst für alles die Schuld zu geben. Bei einer solchermaßen beeinträchtigten Regulation von Selbstwertgefühlen sollten die Übungen in Woche 3 nicht ohne professionelle Unterstützung angewandt werden.

Was Schlafprobleme mit dem »inneren Konto« zu tun haben

Schlafprobleme haben häufig mit einem unausgeglichenen Gefühlshaushalt zu tun. Tagsüber stauen sich Negativgefühle an, während Positiverlebnisse zu kurz kommen. Abends im Bett meldet sich dann das Minus auf unserem inneren Konto und lässt uns nicht gut schlafen. Sobald wir uns hingelegt haben, fangen im Kopf Negativgedanken an zu rotieren.

Wir machen uns Sorgen oder Vorwürfe, spüren Unzufriedenheit und Ärger oder sehen dem nächsten Tag mit Bangen entgegen. Die emotionalen Minuspunkte des Tages haben wir mit ins Bett genommen, während die Pluspunkte durch das viele Minus untergegangen sind. Dadurch fehlt uns die innere Ausgeglichenheit, die notwendig ist, um gelassen einzuschlafen.

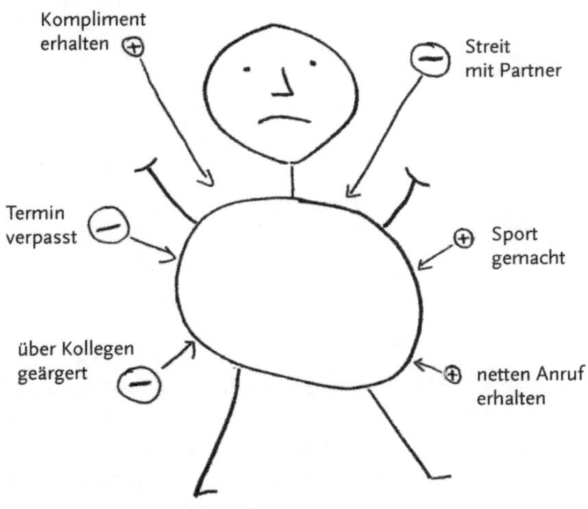

Abb. 6: »Inneres Konto im Minus«

Das innere Konto gerät ins »Minus«, wenn die emotionale Energie von freudigen Erlebnissen nicht ausreicht, die energieraubende Wirkung von unangenehmen, emotional belastenden Erlebnissen auszugleichen. Bei einem unausgeglichenen »inneren Haushalt« kommt es häufig zu Schlafproblemen.

Je mehr unser inneres Konto im Plus ist, umso besser schlafen wir. Ist es im Minus, rumort es in der Nacht. Der erste und wichtigste Schritt, aus dem Minus herauszukommen, ist es, sich klarzumachen, wodurch das Minus entsteht und woher die positiven Energien kommen.

Häufig haben negative Gefühle nur dadurch ein inneres Übergewicht, dass wir persönliche Energiequellen, die uns mit positiver Energie versorgen, tagsüber und vor allem auch abends vor dem Schlafengehen vernachlässigen. Manchmal vergessen wir schlicht und einfach, wer oder was unsere Energiespender sind und wie wir positive Energie für uns gewinnen können.

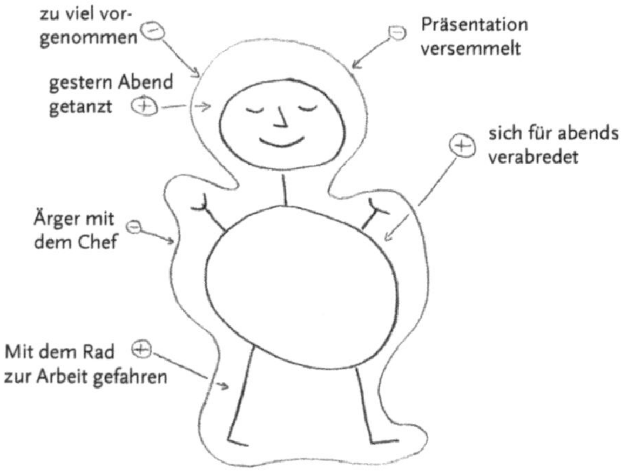

Abb. 7: »Inneres Konto im Plus«

Wenn wir unsere Energiespender gut kennen und freudigen Erlebnissen mehr Beachtung schenken, prallen unangenehme, emotional belastende Erlebnisse besser von uns ab. Wir fühlen uns wie von einem unsichtbaren Schutzmantel umgeben, der vor zu viel Minus im inneren Haushalt schützt. Dieser Schutz kommt dem Schlaf zugute.

Es kommt somit darauf an, einerseits die eigenen Energiequellen zu erkennen und diese für sich zu nutzen, andererseits das, was uns ins Minus bringt, also unsere Energieräuber, klarer anzuschauen und – wann immer möglich – aus dem Wege zu räumen.

Woche 3 enthält vier Bausteine, die dazu dienen, Ihr inneres Konto wieder in ein Plus zu bringen. Diese vier Bausteine bestehen aus:

a) Checkliste zum Auffinden von Energiequellen sowie Anleitung für eine Selbsthypnose zur »Verankerung von Energiequellen«
b) Anleitung für eine Selbsthypnose zur Stärkung bedingungsloser Selbstakzeptanz
c) Checkliste zum Erkennen von Energieräubern
d) Checkliste und Anleitung für eine Selbsthypnose zum »Loswerden« von Energieräubern

Wie Sie die vier Bausteine in Woche 3 am wirkungsvollsten in die Hand nehmen

Nehmen Sie sich mindestens eine Woche Zeit, in der Sie die vier Bausteine A, B, C und D Schritt für Schritt in die Hand nehmen. Und nehmen Sie sich bitte nicht zu viel vor für einen Tag. Am besten ist es, **mit Baustein A zu beginnen**. Erstellen Sie eine Checkliste zu Ihren persönlichen Energiequellen. Anschließend nehmen Sie die in Baustein A ebenfalls enthaltene Anleitung zu einer Selbsthypnose zur Hand. Diese Anleitung aus Baustein A dient dazu, Energiequellen tiefer zu verankern und dadurch besser für sich nutzbar zu machen.

Für den **ersten Tag** reicht das. Der Anfang ist gemacht, und danach schlafen Sie eine Nacht darüber. »Sleep on it«, wie der Engländer sagt, um die Zeit – und damit die Klugheit des Unterbewusstseins – für sich arbeiten zu lassen. Denn jeder Baustein braucht seine Zeit, um die positive, »aufbauende« Wirkung, die in ihm steckt, zu entfalten.

Vielleicht fallen Ihnen **am nächsten Tag** noch weitere Energiequellen ein, an die Sie bisher nicht gedacht haben. Oder es gibt noch neue, andere Ideen zum Thema. Notieren Sie sich bitte Ihre Gedanken in der Checkliste. Danach suchen Sie sich diejenige Ihrer Energiequellen aus, die Sie im Moment am meisten anspricht, und verankern diese mit der Anleitung aus Baustein A.

Die Übung **am dritten und am vierten Tag** ist nach dem Sandwich-Prinzip aufgebaut. Sie beginnt jeweils mit einer Selbsthypnose zur Stärkung der Selbstakzeptanz. Diese Form der Selbsthypnose ist in Baustein B beschrieben und stellt sozusagen die Basis, die Unterlage des Sandwichs dar.

Danach spüren Sie Ihre Energieräuber auf. Eine Checkliste in Baustein C hilft Ihnen dabei. Tragen Sie die Energieräuber, die Ihnen gerade einfallen, in die Checkliste ein. Jetzt haben Sie sozusagen die Mitte des Sandwichs erstellt.

Zum Abschluss »legen« Sie eine erneute Selbsthypnose bedingungsloser Selbstakzeptanz »darauf« – die »Sandwich«-Übung am dritten Tag ist damit beendet. Sie können alles beiseitelegen und »ruhen lassen«.

Am **vierten Tag** nehmen Sie den »Sandwich« erneut in die Hand. Beginnen Sie zunächst wieder mit einer Selbsthypnose zur Stärkung der Selbstakzeptanz. Anschließend gehen Sie noch einmal Ihre Checkliste zu den Energieräubern durch. Vielleicht tauchen noch weitere Einfälle auf, die Sie auf der Liste ergänzen und notieren.

Ein Tipp dazu: Schauen Sie noch einmal auf Ihre Checkliste »Meine Grübelgedanken« aus Woche 1. Möglicherweise lassen sich einige Ihrer Grübelgedanken, die Sie sich notiert haben, bestimmten Energieräubern zuordnen.

Schließen Sie die Übung wiederum ab mit einer Selbsthypnose zur Stärkung der Selbstakzeptanz.

Beginnen Sie den **fünften Tag** mit einer Selbsthypnose zur Stärkung bedingungsloser Selbstakzeptanz. Danach schauen Sie sich die Checkliste zu Ihren Energieräubern an und wählen einen davon aus, den Sie in den nächsten Tagen aktiv abschütteln oder zumindest kleiner werden lassen wollen. Anschließend nehmen Sie die Checkliste »Energieräuber loswerden« aus Baustein D zur Hand, um sich Notizen zu machen.

Schließlich benutzen Sie die Anleitung »Energieräuber loswerden«, um die einzelnen Handlungsschritte zum Loswerden des Energieräubers tiefer im Unterbewusstsein zu verankern.

Überprüfen Sie am **sechsten Tag** die Wirksamkeit Ihrer Übungen vom Vortag. Sagen Sie sich innerlich den Satz: »Ich werde genau das tun, was ich mir vorgestellt habe«, und achten Sie darauf, ob sich spontan – aus dem Bauch heraus –, ein inneres »Ja« oder eher ein »Nein« bzw. »Weiß nicht« meldet.

Machen Sie danach, unabhängig davon, wie Ihre innere Antwort ausfällt, eine Selbsthypnose zur Stärkung bedingungsloser Selbstakzeptanz. Entscheiden Sie anschießend für sich, ob Sie die Übungen vom fünften Tag wiederholen möchten, um die Wahrscheinlichkeit zu erhöhen, einen Ihrer Energieräuber »loszuwerden«.

Der **siebente Tag** dient der Erholung oder der Abwechslung oder dem, was immer Sie sonst gerne tun.

Übersicht: Ablauf der Übungen in Woche 3
Erster Tag: Checkliste zum Auffinden von Energiequellen sowie Anleitung für eine Selbsthypnose »Verankerung von Energiequellen« (beides in Baustein A)
Zweiter Tag: Ergänzungen zur Checkliste »Energiequellen« und erneute Selbsthypnose zur »Verankerung von Energiequellen« (beides in Baustein A)
Dritter Tag: Anleitung für eine Selbsthypnose zur Stärkung der Selbstakzeptanz (in Baustein B); Checkliste zum Erkennen von Energieräubern (in Baustein C); Wiederholung Selbsthypnose zur Stärkung der Selbstakzeptanz
Vierter Tag: Selbsthypnose zur Stärkung der Selbstakzeptanz (in Baustein B); Ergänzungen zur Checkliste »Erkennen von Energieräubern«; Selbsthypnose zur Stärkung der Selbstakzeptanz
Fünfter Tag: Checkliste »Energieräuber loswerden« und Anleitung für eine Selbsthypnose »Energieräuber loswerden« (beides in Baustein D)
Sechster Tag: Überprüfung der beiden Übungen vom Vortrag auf Wirksamkeit; Selbsthypnose zur Stärkung der Selbstakzeptanz; ggf. Wiederholung der beiden Übungen vom Vortag, um die Wirkung zu steigern
Siebter Tag: Erholung, Abwechslung oder was immer Sie sonst gerne tun

Tab. 4: Übersicht zum Ablauf der Übungen in Woche 3

Baustein A: Energiequellen auffinden und verankern

Energiequellen-Checkliste von ………………

Finden Sie anhand der nachfolgenden Liste Ihre eigenen Energiequellen und beschreiben Sie diese jeweils in Stichworten. Benennen Sie dabei Ihre Energiespender so genau und konkret wie möglich, indem Sie z. B. Namen verwenden oder konkrete Bezeichnungen notieren.

Geselliges Zusammensein mit Freunden, Kollegen, Angehörigen; mit wem genau und in welcher Form: ....

Einem Hobby, einem persönlichen Interesse nachgehen: ......
....

Sich mit jemandem zum Essen verabreden; mit wem, zu Hause oder im Lokal:...

Etwas für den Körper tun, Sport machen: ....

Etwas Interessantes lesen; ein Buch, eine Zeitschrift, einen Zeitungsartikel etc.: ....

Etwas Schwieriges, Anstrengendes oder Unangenehmes anpacken, in die Hand nehmen und erledigen: ....

Zeit für eine kleine Auszeit, für Selbstentspannung, für Yoga, Meditation o. Ä. nehmen; wann und wo: ....

Einen gemütlichen Spaziergang machen; wo und wann ....
....

Einen Ausflug unternehmen, ggf. mit wem, wohin: ....
....

Sich einen Tag frei nehmen und genießerisch faulenzen; wann:.
....

Sich in ein Café, auf eine Bank setzen und Leute beobachten oder einer Baustelle … oder Tieren … oder der Natur … oder dem Verkehr … oder dem Sonnenuntergang zuschauen: wo, wann: ....
....

Ein leckeres Essen zubereiten; was, wann, ggf. mit wem:.......
....

Konzertbesuch, Kino, Theater; wohin, ggf. mit wem:..........

Mit jemandem ein längeres Telefonat führen; dabei einfach ins Gespräch kommen, über Gott und die Welt palavern; wann, mit wem: ....
....

Einen Freund/eine Freundin besuchen; wen, wann:...........
....

Etwas für die Beziehung tun (z. B. den Partner mit einem Geschenk überraschen, Freund einladen); wann, was genau: .....
....

Zimmer/Wohnung aufräumen; wann: ....

Früh ins Bett gehen: ....

Früh aufstehen und gleich wichtige Dinge erledigen:..........

Mal wieder etwas tun, was Sie früher gerne gemacht haben; was war das noch: ....

Weitere Energiequellen:. . . . .

. . . .

. . . .

Legen Sie jetzt eine Rangfolge der drei Energiequellen fest, die Sie im Moment gerade am meisten ansprechen. Geben Sie der Energiequelle, die im Moment an erster Stelle steht, drei Smileys: ☺☺☺.

Die Energiequelle, die an zweiter Stelle steht, bekommt zwei ☺☺, diejenige an dritter Stelle einen ☺.

Schauen Sie noch mal die Rangfolge an. Wählen Sie die Energiequelle aus, die Sie jetzt mithilfe einer Selbsthypnose intensiver erleben und tiefer verankern wollen. Dazu wenden Sie die unten stehende Anleitung zur Verankerung von Energiequellen an.

Über die Anleitung wird Ihre Aufmerksamkeit auf eine Situation gelenkt, in der Sie die von Ihnen ausgesuchte Energiequelle schon mal intensiver erlebt haben. Alternativ können Sie sich eine solche Situation auch ausmalen, indem Sie sich einfach in Ihrer Fantasie vorstellen, welche Situation das sein könnte, in der Sie diese Energiequelle zur Verfügung haben.

Die Anleitung führt Sie in eine bestimmte Form von Selbsthypnose. Diese dient dazu, die positiven Kräfte, die in einer Energiequelle enthalten sind, freizusetzen, sie intensiver zu erleben und mithilfe eines inneren Bilds tiefer im Unterbewussten zu verankern.

Anleitung für eine Selbsthypnose zum Verankern von Energiequellen

Lege die Checkliste mit deinen Energiequellen beiseite, nachdem du dir eine Energiequelle ausgesucht hast, um diese nun intensiver zu erleben. Dann mache es dir dort, wo du dich gerade befin-

dest, bequem, mache es dir so bequem, dass du auf deine Art in eine leichte Form von Hypnose gehen kannst.

Nimm wahr, wie dein Körper dich ein- und ausatmen lässt, ganz von selbst fließt die Atemluft ein und wieder aus und du kannst darauf achten, für deinen Körper eine Haltung zu finden, die den Brustkorb noch ein wenig weiter werden lässt und in der die Atemluft noch freier ein- und ausströmen kann.

Lenke nun deine Aufmerksamkeit auf die Energiequelle, die du für dich ausgesucht hast … welches Stichwort, welche Worte auf deiner Checkliste fallen dir dazu ein … und an welche Situationen denkst du, in denen du diese Energiequelle schon mal erlebt hast. Vielleicht war es eine Situation in den letzten Tagen, die dir dazu einfällt oder eine Situation, die schon etwas länger zurückliegt. Nimm bewusst wahr, welche Situation jetzt vor deinem inneren Auge auftaucht und dich anspricht … welche Bilder sind das, die da vor deinem inneren Auge auftauchen …

Falls gerade keine passenden Bilder auftauchen, kannst du dir auch eine passende Situation ausmalen, kannst es dir einfach ausmalen, wie es sein wird, dieses positive Erlebnis zu haben, eine Situation dir vorzustellen, die gut für dich passt zu einem positiven Erlebnis … dieser Energiequelle … und wie sie dir guttut in dieser Situation …

Richte deine volle Aufmerksamkeit jetzt auf die Situation, die vor deinem inneren Auge auftritt und die dich mit positiver Energie erfüllt. Diese Stimme begleitet dich dabei, mithilfe deiner Vorstellungskraft in diese Situation hineinzugehen … diese Situation genauer vor deinem inneren Auge auftauchen und wie einen inneren Film ablaufen lassen.

Du kannst das Geschehen dabei wie unter Zeitlupe ablaufen lassen … konzentriere dich auf das innere Bild, in dem du die positive Energie am besten spürst … bleibe bei diesem Bild und achte darauf, wie sich das gute Gefühl auf deinen Gesichtsausdruck auswirkt, wie sich dein Gesicht entspannt, achte darauf, ob du lächelst oder vielleicht sogar lachst und achte darauf, wie sich die positive Energie auf deinen Blick auswirkt, wie deine Augen schauen in dem Moment, in dem du dich richtig wohlfühlst …

Denke daran, wie sich die positive Energie auf deine Bewegungen auswirkt, locker oder gelassen … wie positive Energie deine Atmung beeinflusst … vielleicht sind da diese ganz ruhigen, tiefen, völlig entspannten Atemzüge und du kannst darauf achten, welche Gefühle mit einem positiven Erlebnis einhergehen Gefühle wie Freude, Unbeschwertheit, Stolz oder eher Zufriedenheit, Erleichterung oder Vorfreude …

Und was sagt dir dein Bauchgefühl in dieser Situation … gute, wohltuende Empfindungen … welche Gedanken gehen dir dabei durch den Kopf … wie lauten deine inneren Sätze dabei … vielleicht denkst du dir »Ich genieße es, hier zu sein« oder »Ich freue mich, dabei zu sein« oder »Ich bin stolz auf mich, es getan zu haben«.

Genieße die guten Gefühle, die gerade jetzt aufsteigen, und spüre die Kraft deiner inneren Stimme, die dich dabei begleitet. Du kannst diese Erfahrung auskosten, in vollen Zügen genießen, damit es sich verankert und zu deiner Gelassenheit beiträgt … Zuversicht wachsen lässt … eine innere Balance schafft …

Jetzt stelle dich darauf ein, diese Erfahrung ganz tief in dir zu bewahren … vielleicht hast du jetzt ein passendes Bild vor Augen, das du dir wie ein Foto vorstellen kannst … das innere Bild wie ein Foto einrahmen … und dir dann einen Platz vorstellen, an dem dieses Bild, dieses gerahmte Bild gut hängen könnte bei dir zu Hause oder woanders, wo es einen guten Platz hat für dich …

Oder du kennst noch ein anderes Bild, eine Fotoaufnahme vielleicht, die du letztens gesehen oder vielleicht selbst gemacht hast, ein Foto, eine Postkarte oder was auch immer für ein Bild, welches gut zu deiner Energiequelle passt, dich an diese positive Energie erinnert … und du kannst dieses Foto bei nächster Gele-

genheit als Hintergrundbild auf deinem Smartphone oder Computer runterladen …

Folge deinen Gedanken noch ein wenig, die dir gerade durch den Kopf gehen, nimm alles bewusst wahr, was gerade passiert an Gedanken, Bildern, Ideen, Überlegungen und dann löse dich davon und mache dich Schritt für Schritt wieder wach, die Augen öffnen sich, bewege deine Hände und Arme, bewege die Füße und Beine und wenn du magst, recke und strecke dich, um wieder ganz wach zu sein.

Baustein B: Selbstakzeptanz stärken

Selbstakzeptanz ist unser wichtigster Energiespender. Umgekehrt sind Selbstvorwürfe, mangelnde Selbstliebe und selbstentwertende Gedanken die häufigsten Selbstblockierer, die uns ein inneres Minus bescheren. Mithilfe einer einfachen Übung können wir unsere Selbstakzeptanz fördern und stärken. Die unten stehende Audioanleitung zur Selbstakzeptanz-Übung gehört zu den wichtigsten Selbsthypnoseanleitungen dieses Programms. Ihre wohltuende Wirkung zeigt sich häufig schon bei den ersten Anwendungen. Regelmäßig und auf Dauer praktiziert führt die Selbstakzeptanzübung in einen Zustand innerer Ausgeglichenheit.

Die Selbstakzeptanzformel, die Sie in der Übung zu sich selber sagen, lautet: »Ich liebe dich – so, wie du bist.« Damit diese Bekräftigung bedingungsloser Selbstakzeptanz sich tief im Unterbewusstsein verankert, wird die Formel mit dem Atemrhythmus verknüpft. Beim Einatmen sagen wir uns innerlich: »Ich liebe dich.« Beim Ausatmen dann: »So, wie du bist.« Am wirksamsten ist die Übung, wenn man sich am Ende der Ausatemphase, also nach dem Satz: »So, wie du bist«, mit seinem eigenen Vornamen anspricht.

Die Bekräftigung bedingungsloser Selbstakzeptanz dient dazu, eine tiefere Gelassenheit aufzubauen und Ihre innere Balance wiederzufinden. Die Übung wird Ihnen positive Energie verleihen, die es Ihnen ermöglicht, Energieräuber aus dem Wege zu räumen.

Bedingungslose Selbstakzeptanz bedeutet, dass wir auch dann zu uns stehen, wenn uns etwas misslungen ist, wenn wir ungute Gefühle haben oder eine Niederlage, vielleicht sogar eine Beschämung, einstecken mussten. Am Anfang kann es befremdlich sein, die uneingeschränkte Selbstachtung und Selbstliebe gerade auch dann zum Ausdruck zu bringen, wenn wir mit uns hadern und Vorbehalte gegen uns selbst hegen.

Vorbehaltlose, uneingeschränkte Selbstachtung ist keinesfalls selbstverständlich. Sie ist uns nicht in die Wiege gelegt worden, sondern stellt eine lebenslange Aufgabe dar. Selbstachtung und Selbstliebe sind eine Frage der inneren Einstellung, der inneren Haltung zu sich selbst und letztlich auch des Respekts gegenüber anderen Menschen, unabhängig davon, ob diese mehr Erfolg haben als wir oder ob wir sie als gescheitert erleben. Selbstakzeptanz ist auch eine Frage der Übung, des Sich-Zeit-Nehmens für sich selbst, der fortwährenden Selbstfürsorge auch in schwierigen Lebenssituationen.

Anleitung zur Übung bedingungsloser Selbstakzeptanz

Du hast dir einen Platz gesucht, an dem du ungestört bleibst und der für dich passend ist, um es dir und deinem Körper bequem zu machen. Achte darauf, dass dein Körper eine Haltung findet, bei der sich die Muskeln der Arme und Beine lockern können …, eine Haltung finden, die auch für den Oberkörper angenehm ist, weil er einen guten Halt hat und sich beim Einatmen dehnen kann und weiter werden und der Atem noch ein wenig freier ein- und wieder ausströmen kann …

Nimm wahr, wie dein Körper dich ein- und ausatmen lässt, ganz von selbst fließt die Atemluft ein und wieder aus …

Du hast jetzt einen wichtigen Schritt gemacht. Jetzt kannst du mit deiner Aufmerksamkeit tiefer nach innen gehen und zu deiner Mitte finden. Du findest deine Mitte über das Betrachten deines eigenen Atemrhythmus. Wenn du in eine tiefere Form von Gelöstheit gehst, lässt dein Körper dich in deinem Rhythmus atmen.

Du musst gar nicht bewusst daran denken zu atmen. Beim Schlafen, wenn unser Wachbewusstsein abgeschaltet ist, atmen wir automatisch, ohne uns dessen bewusst zu sein. Selbst in den tiefsten Schlafzuständen sorgen die vegetativen Zentren im Gehirn dafür, dass wir in einem besonders ruhigen, langsamen Rhythmus automatisch weiteratmen.

Beobachte jetzt einfach, wie dein Körper dich atmen lässt. Du kannst wahrnehmen, wie frische, energiereiche Luft über die Nase einströmt und sich im Brustkorb, in den Lungen verteilt. Achte darauf, wie beim Einatmen dein Brustkorb sich weitet und wie sich die Bauchdecke ein wenig hebt.

Beim Ausatmen gibt der Körper die verbrauchte Luft wieder ab. Das geschieht von selbst, indem sich die Atemmuskeln einfach lösen und die Luft wieder ausströmen lassen. Beim Ausatmen kannst du wahrnehmen, wie die Bauchdecke sich wieder senkt.

Jetzt stelle dich darauf ein, im nächsten Schritt die bedingungslose Liebe zu dir selbst mit einer Selbstakzeptanzformel zu bekräftigen, stelle dich darauf ein, dir innerlich volle Selbstachtung zuzusichern, auch dann, wenn gerade ein Teil von dir nicht hundertprozentig davon überzeugt ist.

Sage zu dir selbst beim Einatmen: Ich liebe dich. Auch wenn dir jetzt verschiedene andere Gedanken durch den Kopf gehen, folge dieser Stimme, die den Satz wiederholt, den du dir beim

Einatmen innerlich selber sagst: Ich liebe dich ... und beim Ausatmen führst du den Satz innerlich fort mit den Worten: So, wie du bist. Zum Schluss kommt dein Vorname, mit dem du dich selber ansprichst. Sage dir also beim Einatmen: Ich liebe dich. Und beim Ausatmen setzt du die Formel fort mit den Worten: So, wie du bist. Dann folgt dein Vorname.

Möglicherweise ist es ungewohnt für dich, in dieser Form deine Selbstachtung, deine Selbstliebe zu bekräftigen. Aber auch, wenn diese Bekräftigung ein ungewohntes Gefühl in dir hervorruft, brauchst du dich dadurch nicht aus der Ruhe bringen zu lassen, sondern es einfach wahrzunehmen, dieses Gefühl, diese Gedanken, wahrnehmen als etwas, was auch zu dir gehört und beachtet werden will, innezuhalten, es zu betrachten, um sich dann wieder davon zu lösen und weiterzugehen in dieser Übung, weiter und tiefer ...

Ich bitte dich, die Atemmeditation in Verbindung mit der Selbstakzeptanzformel in deinem eigenen Rhythmus einige Male zu wiederholen ... du hast jetzt Zeit, deinem Rhythmus zu folgen ... und deine bedingungslose Selbstliebe mithilfe der Formel zu stärken ... in deinem eigenen Rhythmus die Selbstakzeptanzformel zu wiederholen ... den ersten Teil der Formel beim Einatmen: Ich liebe dich, den zweiten Teil zusammen mit deinem Vornamen beim Ausatmen: So, wie du bist ... Bleibe noch ein wenig bei dir und deinem inneren Rhythmus und dann lass diese Übung ausklingen ... beende die Meditation und mache dich wieder ganz wach, öffne die Augen und bewege deine Arme und Hände, bewege deine Beine und Füße, recke und strecke dich wie beim Aufwachen nach einem langen tiefen Schlaf.

Baustein C: Checkliste der Energieräuber

Finden Sie anhand der nachfolgenden Liste Ihre eigenen Energieräuber und beschreiben Sie diese jeweils in einigen Stichworten. Überprüfen Sie, welches der aufgeführten Beispiele für Sie zutrifft, und benennen Sie Ihren persönlichen Energieräuber so genau wie möglich. Stellen Sie sich vor, welchen Namen oder welche konkrete Bezeichnung Sie Ihrem Energieräuber geben könnten.

Eine Aufgabe, die ich schon länger vor mir her schiebe; etwas Unerledigtes, was ich einfach mal anpacken sollte; etwas Unangenehmes, welches ich endlich mal hinter mich bringen sollte:
....
....

Eine persönliche Entscheidung, die schon länger ansteht und mit der ich mich schwer tue:..........................
....

Sorgenvolle Gedanken, die ich mir häufiger mache, obwohl ich gleichzeitig weiß, dass diese Sorgen überzogen sind und es besser für mich wäre, mir darüber nicht so viele Gedanken zu machen: ....
....

Selbstvorwürfe, die ich mir immer wieder mache, wobei ich zugleich denke, dass diese übertrieben oder sogar ungerecht mir selbst gegenüber sind; Selbstkritik, die zu hart ausfällt und mit der ich mich selber blockiere: ....
....

Es kommt in letzter Zeit häufiger vor, dass ich mehr Alkohol trinke bzw. Drogen nehme, als mir guttut: ....

....

Ich vernachlässige meine Partnerschaft oder Freundschaften, obwohl diese für mich wichtig sind: ....

....

Mein Arbeitspensum ist zu groß. Ich arbeite eigentlich mehr, als mir guttut: ....

....

Zurzeit grenze ich mich von Menschen, die mir nicht guttun, zu wenig ab:

- zum Beispiel von Menschen, die mich häufiger »zutexten«, oder
- von Menschen, die sich abwertend über mich äußern, oder
- von Menschen, die mir Vorschriften machen wollen, oder
- von Menschen, die meine Leistungen schmälern und nicht anerkennen wollen, oder
- von Menschen, die mich »runterziehen«, oder
- von Menschen, die Respekt und Höflichkeit mir gegenüber vermissen lassen:

  ....

  ....

Ich halte mich gegenüber Menschen, die mir nicht guttun, mit meiner Meinung unnötig zurück. Vielleicht gehe ich ihnen nicht konsequent genug aus dem Weg. Oder: Es würde schon viel bringen, bestimmten Menschen gegenüber ein wenig mehr auf Abstand zu gehen: ....

....

In bestimmten Situationen denke ich an »Nein«, sage aber voreilig »Ja«: ....

....

....

In bestimmten Situationen fühle ich eigentlich ein »Ja«, gebe aber trotzdem »Nein« zur Antwort: ....

....

....

Wenn ich an die letzten Tage denke, fällt mir auf, dass ich zu viel meiner Zeit vorm Bildschirm vertrödelt habe: ....

....

....

Andere Energieräuber: ....

....

....

Wenn Sie im Modul 1 (»Stopp! Wie Sie kreisende Gedanken endlich abschalten«) eine Checkliste zu Ihren Grübelgedanken erstellt haben, nehmen Sie diese bitte jetzt zur Hand. Lesen Sie die Stichworte, die Sie sich zu Ihren Grübelgedanken notiert haben, noch mal durch. Tauchen dabei Stichworte auf, die Sie einem Ihrer Energieräuber zuordnen können? Dann schreiben Sie dieses Stichwort bei dem betreffenden Energieräuber dazu. Oder erkennen Sie beim Durchlesen der Notizen zu Ihren Grübelgedanken einen neuen Energieräuber? Dann geben Sie diesem einen Namen und tragen ihn auf der Checkliste Ihrer persönlichen Energieräuber ein.

Legen Sie jetzt eine Rangfolge der drei Energieräuber fest, die Sie gerade am meisten schwächen. Kennzeichnen Sie auf Ihrer Checkliste den stärksten Energieräuber mit drei negativen Smileys: ☹☹☹, den zweitstärksten mit zwei ☹☹, den drittstärksten mit einem ☹.

Schauen Sie sich Ihre Energieräuber-Checkliste noch einen Moment lang an und denken Sie an einen Menschen, den Sie für seine Ausgeglichenheit bewundern. Bestimmt gibt es eine Person, bei der Sie immer das Gefühl haben, dass nichts und niemand sie aus dem Gleichgewicht bringt. Lassen Sie vor Ihrem inneren Auge diesen Menschen, an den Sie gerade denken, erscheinen.

Auch diese Person, an die Sie gerade denken, wird in ihrem Leben mit negativen Einflüssen konfrontiert. Tatsächlich schleppt jeder Mensch Dinge mit sich herum, die Energie kosten und ein schlechtes Gefühl machen. Der Trick ist, die Negativeinflüsse zu erkennen, sie für sich klar zu benennen und sich dann gezielt davon zu entlasten, was auch heißen kann, Negativeinflüsse abzuweisen oder wenn möglich, sich ihnen zu entziehen. Dadurch gelangen wir wieder in die natürliche Balance, die unserem Schlaf zugutekommt. Die ersten Schritte haben Sie bereits getan.

Baustein D: Energieräuber loswerden

Wer sich für persönliche Ziele entscheidet und diese dann Schritt für Schritt verfolgt, sorgt für einen guten Schlaf. In Baustein D geht es darum, sich ein persönliches Ziel zu setzen und die Handlungsschritte, die zum Erreichen dieses Ziels nötig sind, im Unterbewussten anzubahnen. Das Ziel besteht darin, einen Ihrer Energieräuber in Angriff zu nehmen, um ihn loszuwerden oder zumindest so zu verändern, dass er sich weniger belastend auswirkt.

»Go for it!« sagen Amerikaner, wenn es um das Erreichen wichtiger persönlicher Ziele geht. Die Anleitung »Energieräuber loswerden« begleitet Sie bei einer Selbsthypnose, die auf unterbewusster Ebene ein »Go for it!« aktiviert. Dabei ist der erste Schritt, der uns dem Ziel näher bringt, häufig der wichtigste. Das merken wir dann an dem guten Gefühl, das sich anschließend einstellt, an der positiven Energie, die in uns freigesetzt wird, nachdem wir diesen ersten, wichtigen Schritt gemacht haben. Die Energie, die dann frei wird, unterstützt uns wiederum bei den weiteren Schritten.

Jetzt sind Sie bestens vorbereitet, um im Minusbereich Ihres inneren Kontos aufzuräumen. Wählen Sie einen Ihrer Energieräuber aus, den Sie innerhalb der nächsten Tage angehen wollen. Meine Empfehlung dazu: Nehmen Sie sich nicht gleich den hartnäckigsten bzw. schwierigsten Fall vor. Den können Sie sich noch für später aufsparen. Denn diese Übung kann man immer mal wieder durchführen. Vielleicht beginnen Sie mit etwas, was Ihnen im Moment machbar erscheint oder bei dem jetzt schon erste Ideen auftauchen, wie Sie das Thema anpacken könnten.

Kreisen Sie also den Energieräuber auf Ihrer Liste ein, bei dem Sie in den kommenden sieben Tagen einen ersten Schritt machen werden, um die Belastung durch genau diesen Energieräuber zu verringern oder gar loszuwerden. Tragen Sie den eingekreisten Energieräuber in die Checkliste »Meine ersten Schritte, einen Energieräuber loszuwerden« ein.

Was können Sie tun, um sich von diesem Energieräuber zu entlasten? Welche Schritte könnten das sein? Welcher erste Schritt wird schließlich dazu führen, dass Sie sich von dieser Belastung frei machen? Was sollten Sie tun, um hier voranzukommen? Was können Sie als Erstes erledigen, um den Ballast dieses Themas loszuwerden? Stellen Sie sich vor, wann genau, an welchem Tag zu welcher Uhrzeit Sie den ersten Schritt machen und was genau Sie tun werden. Schreiben Sie sich zu diesem ersten Schritt, den Sie tun können, einige Stichworte auf.

Sie können sich bei Ihren Überlegungen von der nachfolgenden Aufzählung verschiedener Ideen anregen lassen. Wenn eine Idee, ein Vorschlag Sie besonders anspricht, markieren Sie diesen Punkt einfach und notieren sich ggf. Stichworte dazu.

Mögliche erste Schritte, um ein belastendes Thema anzugehen:

- sich mit jemandem, dem man vertraut, verabreden, um ihm davon zu erzählen

  ....

- am nächsten Morgen etwas früher als sonst aufstehen, um genug Zeit und Energie für eine erste, wichtige Aktion zu haben

  ....

- sich einen möglichst guten Zeitpunkt im Kalender einzutragen, um ein wichtiges Telefonat zu führen bzw. eine wichtige Email zu schreiben oder nach etwas Wichtigem zu suchen oder etwas Wichtiges aufzuräumen, zu ordnen, einzusortieren

  ....

- sich professionelle Unterstützung holen, z. B. bei einem Fachmann, Spezialisten, Mechaniker, Handwerker, Fensterputzer, bei einem sonstigen Profi, bei einer Beratungsstelle, bei einem Therapeuten etc.

  ....

- sich bewusst Zeit nehmen, um das »Pro« und »Kontra« bei einer schon länger aufgeschobenen Entscheidung zu benennen und aufzuschreiben

- im Internet nach hilfreichen Informationen suchen
- bei überzogenen Selbstvorwürfen, Sorgen, Befürchtungen: mit sich einen Termin mit Zeitbegrenzung – z. B. 10 Minuten – vereinbaren, um die Inhalte von Selbstvorwürfen, Sorgen, Befürchtungen etc. konkreter zu benennen und diese aufzuschreiben
- am nächsten Tag ausprobieren, mehr Distanz gegenüber jemandem einzuhalten, auf Abstand zu gehen, »sein Ding« zu machen
- für sich selbst beschließen (Zeitpunkt und Ort), auf jemanden zuzugehen, mit dem es etwas zu klären gibt
- Ausschau nach Unterstützern halten: Wer kann mir bei diesem Vorhaben unterstützend zur Seite stehen, kann mir helfen, meinen Rücken stärken …?
- mal eine Ausnahme machen und sich einen Tag »frei« nehmen (frei von Sorgen, Selbstvorwürfen, Befürchtungen, Alkoholgetränken, Zigaretten, Drogen, aufgeschobenen Entscheidungen, Bildschirmen o. ä. Belastungen); dazu am Abend vorher seine Sorgen, Selbstvorwürfe, Befürchtungen, Alkoholgetränke, Zigaretten, Drogen, aufgeschobenen Entscheidungen, Bildschirme o. Ä. in eine imaginäre Kiste packen, diese verschließen und für einen Tag beiseiteschieben
- einen Tag lang bewusst darauf achten, sich oder anderen bei passender Gelegenheit folgende Sätze zu sagen: »Nein, dazu bin ich nicht bereit!«, »Ja, das passt mir gut!«, »Dazu kann ich im Moment noch nichts sagen. Ich werde noch mal darüber nachdenken!«, »Ich weiß es nicht. Ich denke noch mal darüber nach«, »Ich würde mich sehr darüber freuen, wenn Sie mich dabei unterstützen«.

Checkliste »Meine ersten Schritte, einen Energieräuber loszuwerden«

Meine ersten Schritte, den Energieräuber .... loszuwerden, sind: ....

Den ersten Schritt mache ich am .... um ca. .... Uhr.
Ort: ....

Jeder weiß: Gedanken sind der Anfang von Taten. Nehmen Sie nun die Anleitung »Energieräuber loswerden« zu Hilfe. Diese Anleitung führt Sie in eine Übung, die mit der selbsthypnotisch wirksamen Methode des »inneren Kinos« arbeitet. Im »inneren Kino« lassen Sie dabei einen Film ablaufen, in dem das geschieht, was Sie sich gerade als ersten Schritt überlegt haben.

Auf diese Weise werden in Ihrem Gehirn die Handlungsschritte vorgebahnt. Die Wahrscheinlichkeit, dass aus Ihren Gedanken Taten werden, steigert sich dadurch erheblich. Formulieren Sie daher vor der Übung möglichst genau, was alles dazugehört, wenn Sie Ihren ersten Schritt tun.

Die Übung schließt ab mit einer Stärkung Ihrer Selbstakzeptanz. Die dabei verwendete Selbstakzeptanzformel ist Ihnen bereits aus Baustein B vertraut. Genauso wie dort wird zur Vertiefung der energetischen Wirkung die Selbstakzeptanzformel mit dem Ein- und Ausatmen verknüpft. Beim Einatmen sagen Sie innerlich zu sich: »Ich liebe dich«. Beim Ausatmen setzen Sie den inneren Satz fort mit den Worten: »so, wie du bist … (Die Punkte stehen für Ihren Vornamen, mit dem Sie sich zum Schluss der Selbstakzeptanzformel ansprechen.)

Anleitung »Energieräuber loswerden«

Du hast dir einen Platz gesucht, an dem du ungestört bleibst und der für dich passend ist, es dir und deinem Körper bequem zu machen. Achte darauf, dass dein Körper eine Haltung findet, bei der sich die Muskeln der Arme und Beine lockern können …, eine Haltung finden, die auch für den Oberkörper angenehm ist beim Einatmen weiter zu werden und sich zu dehnen, um die Atemluft noch ein wenig freier ein- und wieder ausströmen zu lassen …

Du kannst es deinem Körper überlassen, in seinem Rhythmus ein- und auszuatmen ganz von selbst fließt die Atemluft ein und wieder aus, während du mit deiner Aufmerksamkeit tiefer nach innen gehst und Bilder vor deinem geistigen Auge auftauchen … Bilder von einem Film …

… und in diesem Film kannst du dir selber zuschauen, wie du beginnst, einen ersten Schritt zu unternehmen, einen ersten Schritt, den du gerade überlegt hast, um eine Belastung zu überwinden … dir dabei zuzuschauen, wie du beginnst, es zu tun … etwas anpacken, was am Ende guttut und dich weiterbringt …

Denke an das, was du dir dazu aufgeschrieben hast und male dir in deinem inneren Film aus, wie der erste Schritt aussieht, den du unternimmst. Stelle dir das, was du als Erstes tust, in deiner Fantasie genau vor, wie in einem Film in Zeitlupe. Du siehst dich selbst, wie du es machst und was genau du da tust … und wo du es tust …

Beobachte dich dabei, kurz bevor du es anfängst … wie du dich innerlich vorbereitest … dir einen inneren Anschub gibst … mit welchen Gedanken du reingehst in die Situation und es dann einfach machst, von dem du weißt, dass es gut für dich ist … deine Körperhaltung in dem Moment, wo du beginnst, es zu tun … wie du dich bewegst bei deinem Tun oder auch nicht bewegst … was machen die Arme … was machen die Beine dabei … hast du dir besondere Kleidung angezogen … was genau trägst du … welche Farbe …?

Beobachte, wie du dabei atmest, wie dein Körper dich atmen lässt, wenn du diesen Schritt machst … und schau genau hin, auf dein Gesicht und was sich darin ausdrückt, jetzt, wo du das tust, was zu tun ist … ausdrückt mit deinem Blick … in deinen Augen … und dein Mund, wie sieht der aus in diesem Moment …

Schau auf dich in diesem inneren Kino. Du bist der Hauptdarsteller und tust etwas, was dich persönlich nach vorne bringt. Stelle dir vor, welche Gedanken dir durch den Kopf gehen, wenn du es durchziehst … mit welchen inneren Sätzen motivierst du dich zu etwas, vor dem du vielleicht gestern noch zurückgeschreckt bist. Was sagst du dir selbst in dem Moment, wo du anfängst, etwas nicht ganz so Leichtes anzupacken … mit welchem Satz gibst du dir dabei innerlich Unterstützung … und welche Gedanken bringen dich nach vorn … und achte darauf, mit welchen Gefühlen sich diese Gedanken verbinden … welche Gefühle werden da frei …

Wenn es an irgendeiner Stelle deines inneren Films stockt … nichts Passendes zu sehen ist, akzeptiere es als ein Ausprobieren … ein Film, der nicht gleich am Anfang fertig ist, der sich noch entwickeln wird … und irgendwann später kommt ein günstiger Zeitpunkt … auch Filmemacher machen das … für einen passenden Einfall die Zeit kommen lassen und abwarten auf den richtigen Moment … früher oder später … wenn etwas Interessantes geschieht oder auch nicht … wenn im Unterbewussten der Film weiterläuft … in einem Traum oder Tagtraum … und es dauert, mit bewusster Klarheit zu sehen, was sich intuitiv anbahnt … welche Ideen da kommen, Gedanken und Bilder später an dieser Stelle …

Jetzt bitte ich dich, deine Aufmerksamkeit bewusst auf deinen Atemrhythmus zu lenken. Beobachte einfach, wie dein Körper dich atmen lässt … wie beim Einatmen der Brustkorb weiter wird und die Bauchdecke sich ein wenig hebt, und wie beim Ausatmen Brustkorb und Bauchdecke sich senken …

Bleibe in dieser Beobachtung des Ein- und Ausatmens, und sage dir beim Einatmen innerlich: Ich liebe dich. Beim Ausatmen setzt du den Satz fort mit den inneren Worten: So, wie du bist … und dann spreche dich mit deinem Vornamen an … Wiederhole es einfach für dich in deinem Rhythmus … und das Einatmen verbindet sich mit den Worten: Ich liebe dich. Und beim Ausatmen folgen die Worte: … so, wie du bist …

Ich möchte dich bitten, diese Selbstakzeptanzübung noch zwei Mal in deinem eigenen Rhythmus zu wiederholen … in deinem Rhythmus des Ein- und Ausatmens diesen inneren Satz ablaufen zu lassen vor deinem geistigen Auge, nach innen hin, zu dir selbst …

Bleibe noch ein wenig bei dir und deinen Gedanken und dann lass diese Übung ausklingen … beende die Meditation und mache dich wieder ganz wach, öffne die Augen und bewege deine Arme und Hände, bewege deine Beine und Füße, recke und strecke dich, um wieder ganz wach zu sein.

Energieräuber loswerden – ein Ausblick

Sie können das, was Sie in dieser Übung erlebt haben, für diesen fünften Tag der Woche 3 einfach »sacken lassen«, vielleicht verbunden mit einer wohlwollenden Neugier, welche Auswirkungen sich noch zeigen werden. Falls sich in der Übung ein konkreter Handlungsschritt herauskristallisiert hat, können Sie jetzt Nägel mit Köpfen machen und mit der Umsetzung beginnen, z. B. durch einen Vermerk in Ihrem Terminkalender, durch einen Anruf oder mit welcher Aktion auch immer.

Nehmen Sie sich am darauffolgenden Tag, also am sechsten Tag der Woche 3, bewusst ein wenig Zeit, die Auswirkungen Ihrer Übung vom Vortag zu überprüfen. Sind Sie Ihrem Ziel ein wenig näher gekommen? Falls die Antwort »ja« lautet, nehmen Sie eine Abschätzung vor, wodurch genau das geschehen ist. Falls Sie die Frage eher mit »nein« beantworten, richten Sie bitte Ihre Aufmerksamkeit auf die Gedanken, die Ihnen bei dieser Antwort durch den Kopf gehen.

Eine andere Form, die Wirkung Ihrer Übung vom Vortag zu überprüfen, besteht darin, sich innerlich den Satz zu sagen: »Ich werde genau das tun, was ich mir in der Übung vorgestellt habe.« Achten Sie darauf, ob sich dann spontan – aus dem Bauch heraus – ein inneres »Ja« oder eher ein »Nein« bzw. »Weiß nicht« meldet.

Machen Sie danach, unabhängig davon, wie Ihre innere Antwort ausfällt, eine Selbsthypnose zur Stärkung bedingungsloser Selbstakzeptanz. Entscheiden Sie anschießend für sich, ob Sie die Übungen vom fünften Tag wiederholen möchten, um die Wahrscheinlichkeit zu erhöhen, einen Ihrer Energieräuber »loszuwerden«.

Der siebte Tag in Woche 3 dient der Erholung oder der Abwechslung oder dem, was immer Sie sich sonst Schönes vornehmen. Wenn Sie möchten, lassen Sie sich von Ihrer »Energiequellen«-Checkliste Anregungen geben.

Woche 4: Selbsthypnose – Wie Sie mehr Tiefschlaf finden

Die beiden bekanntesten Methoden, gezielt eine Selbstentspannung herbeizuführen, sind »Progressive Muskelrelaxation« (PMR) und »Autogenes Training« (AT). Bei der PMR werden einzelne Muskelgruppen der Reihe nach jeweils kurz angespannt und dann wieder gelöst. AT ist eine aus der traditionellen Hypnose abgeleitete Technik der Selbstentspannung. In seiner heutigen Form besteht es aus sechs Übungsformeln, mit deren Hilfe die Aufmerksamkeit auf verschiedene Körperempfindungen gelenkt wird, die einen Entspannungsvorgang anbahnen und schließlich vertiefen.

Die in diesem Buch vorgestellten Methoden der Selbsthypnose gehen einen Schritt weiter, indem sie die Fähigkeit der Menschen nutzen, sich innere Bilder vorzustellen. Eine intensive Vorstellung innerer Bilder wird auch als Imagination bezeichnet. Imaginationen sind in der Lage, unwillkürlich eintretende Körperreaktionen, bestimmte Stimmungen sowie Veränderungen der Hirnaktivität zu erzeugen. In Woche 4 finden Sie drei verschiedene Anleitungen zu einer Imagination, die eine Tiefenentspannung mithilfe selbsthypnotisch wirksamer, innerer Bilder hervorrufen.

Haben Sie schon einmal davon gehört, dass ...?

... der Inhalt von nächtlichen Träumen dadurch verändert werden kann, sich vor dem Einschlafen einen eigenen, »inneren Film« auszudenken?

… die Vorstellung bestimmter »innerer Bilder« Einfluss darauf hat, wie tief man schläft?

… die Dreizehnstreifenziesel – in den Prärien Nordamerikas lebende Erdhörnchen – während ihres sechsmonatigen Winterschlafs 40 % des Körpergewichts verlieren, dass dabei aber in den letzten zwei Monaten der Winterruhe ihre Muskeln wieder beginnen zu wachsen, während die Speckpolster noch weiter schwinden?

… die Einschlafphase einem Zustand unter leichter Hypnose sehr ähnlich ist?

… dass unser Gehirn am besten lernt, wenn sein elektrischer Rhythmus langsamer wird und die sog. Theta-Wellen im Hirnstrombild auftauchen?

… dass diese Theta-Wellen des »lernenden Gehirns« nicht nur durch Schlafen, sondern auch durch Selbsthypnose hervorgerufen werden?

Was Tiefenentspannung mithilfe von Selbsthypnose bewirkt

Wenn wir längere Zeit unter Schlafproblemen leiden, geraten wir in einen Zustand von Überwachheit, oft sogar von geistig-körperlicher Daueranspannung. Sich zwischendurch zu entspannen und einfach mal ganz abzuschalten fällt uns dann schwer. Tagsüber fühlt man sich unkonzentriert, nervös und angespannt, oft auch erschöpft und müde. Nachts wird der Schlaf unruhiger mit häufigerem Wachwerden, weil zu wenig Tiefschlaf stattgefunden hat. Und morgens wachen wir nach einer solchen Nacht wenig erholt auf.

Regelmäßige Tiefenentspannung mithilfe von Selbsthypnose ist eine sehr wirksame Methode, aus diesem Zustand erhöhter Angespanntheit wieder herauszukommen oder ihn gar nicht erst entstehen zu lassen. Tagsüber wirkt sich eine Tiefenentspannung besonders effektiv aus, wenn sie in der Nachmittagszeit stattfindet, am besten in der Siesta-Zeit zwischen 14 und 16 Uhr.

Bei den meisten Menschen ist die innere Uhr so programmiert, dass in dieser Zeit der Körper ohnehin auf eine Ruhephase eingestellt ist. Versetzen wir uns in dieser Zeit in eine Tiefenentspannung, wirkt sich das positiv auf den natürlichen Biorhythmus unserer inneren Uhr aus. Und dieser Effekt wiederum lässt uns nachts besser und tiefer schlafen.

Dazu ein wichtiger Hinweis: Tiefenentspannung tagsüber soll nur 20 bis 30 Minuten lang andauern, damit wir dabei nicht tiefer einschlafen. Denn tieferer Schlaf tagsüber stört den Schlaf in der Nacht. Deshalb sollte man sich am Anfang einen Wecker stellen. Im Laufe der Zeit lernt es der Körper dann von selbst, nach 20 bis 30 Minuten wieder erfrischt und wach zu sein.

Eine weitere, gute Gelegenheit, sich in Tiefenentspannung zu versetzen, bietet die Zeit abends im Bett vor dem Einschlafen. Hier kann Tiefenentspannung als Einschlafhilfe dienen, denn meistens geht diese dann nahtlos in den Nachtschlaf über. Wissenschaftliche Untersuchungen aus jüngster Zeit belegen, dass der anschließende Tiefschlaf zunimmt, wenn eine Audiohypnose direkt vor dem Einschlafen gehört wird.

Fortsetzung: »Vom Computerzombie zum Tischtennisfreak: Wie Thorsten seinen »neuen Rhythmus aufbaute« (Teil I in Woche 2 ab S. 62)

Thorsten, 26 Jahre alt, erzählt von einer weiteren Episode aus seinem Leben: »Mittlerweile war ich wieder in eine eigene Wohnung gezogen. Offenbar hatte dort vorher ein Raucher gewohnt. Es roch so eklig nach kaltem Zigarettenrauch, dass ich spontan beschloss, nie wieder zu rauchen. Aber es fiel mir schwer, gleich ganz aufzuhören, und es kam immer mal wieder zu Rückfällen. Ich bin dann zu einem Hypnosearzt gegangen, um mit dem Rauchen Schluss zu machen.

Nach drei Sitzungen war ich durch damit, habe keine Zigarette mehr angerührt, bin aber blöderweise öfters aufgewacht, nachdem mich die Zigaretten im Traum verfolgt hatten.

Dann ist mir einmal nachts, als ich wach im Bett lag, einer meiner Lieblingsträume eingefallen: auf Weltreise zu gehen. Ich habe angefangen, mir das auszumalen, z. B. in Brasilien zu sein, mir zu verbildlichen, wie ich an einem schönen Strand bin und relaxe. Das hat mir geholfen, keine blöden Gedanken zu haben, die mich am Einschlafen hindern.

Am nächsten Abend habe ich, im Bett liegend, meine Reise weitergeträumt. Ich habe das Licht ausgemacht und den inneren Monolog gestartet: Wo willst du jetzt sein? Krass war, dass ich begann, nachts im Schlaf meine ausgemalten Fantasiereisen weiterzuträumen. Meine Fortsetzungsträume haben mich an viele interessante Orte geführt, nach Japan, Tibet, Australien usw. So wurde es mit dem Einschlafen bzw. Wiedereinschlafen immer besser.«

Thorstens Fantasiereisen abends im Bett sind letztlich eine Form von Selbsthypnose. Intensiv stellt er sich etwas Schönes, Entspannendes vor, und gleitet darüber in den Schlaf. Mit dieser Methode imitiert er übrigens einen natürlichen Vorgang in der Einschlafphase. Denn die Einschlafphase zeichnet sich typischerweise dadurch aus, dass wir in diesem halb wachen Zustand – so wie in leichter Selbsthypnose – innere, traumartige Bilder sehen, die dann vom Schlaf abgelöst werden.

Thorstens Entdeckung, dass intensiv ausgemalte »innere Filme« den Inhalt unserer Träume beeinflussen, ist auch in der Schlafforschung bekannt. Daraus wurde sogar ein Therapieansatz entwickelt, bei dem Menschen, die unter wiederkehrenden, schweren Albträumen leiden, den Inhalt dieser Wiederholungsträume mithilfe eines intensiv vorgestellten »inneren Films« so verändern, dass er seinen bedrohlichen Charakter verliert.

Übersicht: Positive Effekte regelmäßiger Tiefenentspannung durch Selbsthypnose:

- Ein- und Wiedereinschlafen fallen leichter
- der Tiefschlafanteil nimmt zu
- Wiederherstellung eines natürlichen Biorhythmus
- bessere Bewältigung von Tagesmüdigkeit
- mehr Gelassenheit in Stresssituationen
- Lernfähigkeit und Konzentrationsvermögen werden gesteigert
- Stärkung des Immunsystems und der Abwehrkräfte

Tab. 5: Übersicht zu positiven Effekten regelmäßiger Tiefenentspannung

Drei Anleitungen zur Imagination

Die Woche 4 mit dem Motto »Selbsthypnose – wie Sie mehr Tiefschlaf finden« enthält drei Anleitungen zu einer selbsthypnotisch wirksamen Imagination:

A) Im Liegestuhl am Strand
B) Wie ein Fisch im Wasser
C) Wie Eichhörnchen schlafen

Ziel der Imagination bei allen drei Anleitungen ist es, eine Tiefenentspannung zu bewirken. Deshalb sollte man diese Anleitungen nur im Liegen oder in einem Stuhl bzw. Sessel, der über eine hohe Rückenlehne verfügt, in die man sich zurücklehnen kann, anhören.

In den Anleitungen selbst findet zum Schluss keine Reorientierung statt. Sie sind so formuliert, dass sie jeweils am Ende »offen« ausklingen. Dieser »offene Ausgang« wurde gewählt, damit sich die Imagination sowohl für eine Entspannungsübung in der Siesta-Zeit als auch zum Einschlafen abends bzw. Weiterschlafen nachts eignet.

Achtung: Wenn Sie die Imaginationen tagsüber für eine Tiefenentspannung einsetzen, ist es wichtig, anschließend auf eine vollständige Reorientierung zu achten, sich also wieder ganz wach zu machen, z. B. durch kräftige Muskelbetätigung in Form von Sich-Recken, Sich-Strecken oder Dehnungsübungen. Am besten ist es, vor der Imagination einen Zeitpunkt festzulegen, an dem Sie wieder wach sein wollen – so etwa 20 bis 30 Minuten nach Beginn. Dann sollten Sie ggf. einen Wecker stellen und sich innerlich unmittelbar vor Beginn der Imagination den Satz sagen: *Nach 20 (bzw. 30 Minuten) bin ich wieder wach, erfrischt, ganz wach.*

Imagination A beginnt mit einer ruhigen, entspannten Stimmung am Meer. Das gleichmäßige Kommen und Gehen der Wellen vermittelt wohlige Geborgenheit und Gelassenheit. Es lädt dazu ein, sich einem wohltuenden Gefühl des Getragenwerdens hinzugeben – sei es auf einem Schiff, das über dem Auf und Ab der Meereswellen gleitet, sei es wie eine Möwe, die sich vom Meereswind davon tragen lässt …

Imagination B lädt dazu ein, sich wie ein Fisch im Wasser zu fühlen, sich im glitzernden Meereswasser treiben zu lassen, Delfinen zu folgen und mit ihnen mühelos abzutauchen in tiefere Sphären des Meeres. Diese Bilder können zu einem besonders tiefen Schlaf anregen.

Imagination C handelt von Eichhörnchen und deren Schlafgewohnheiten. Dabei wird auch erzählt, wie es den arktischen Eichhörnchen gelingt, in einen langen, tiefen Winterschlaf zu fallen, sobald es draußen kälter und dunkler wird. In dieser Imagination wird der Tag-Nacht-Rhythmus der inneren Uhr aufgegriffen und veranschaulicht. Sie fördert einen besonders langen und erholsamen Schlaf.

Probieren sie alle drei Anleitungen aus. Vielleicht spricht eine davon Sie besonders an, und Sie werden diese Anleitung häufiger verwenden, sodass Sie sich die Suggestionen im Laufe der Zeit selbst sagen können, ohne auf eine Audioaufnahme angewiesen zu sein.

Anleitung A: Imagination »Im Liegestuhl am Strand«

Wähle eine bequeme Position – so, wie es für dich passend ist, dieser Anleitung zu folgen und mit deiner Aufmerksamkeit langsam nach innen zu gehen, einer Anleitung zu folgen, die es dir ermöglicht, dich in einen Zustand angenehmer Gelassenheit und Entspanntheit zu begeben. Früher oder später wirst du beginnen abzuschweifen, vielleicht ein wenig zu dösen, und es kann sein, dass deine Träume diese Anleitung überlagern und dich tiefer in einen angenehmen Schlaf führen, viel tiefer noch, als es diese Selbsthypnose alleine vermag.

Kein Mensch kann vorher wissen, an welcher Stelle und über welche Gedanken, mit welchen inneren Bildern er einschlafen wird. Es ist auch gar nicht wichtig, das zu wissen. Es passiert einfach und man kann es von selbst geschehen lassen.

Wichtiger ist zu wissen, dass diese Anleitung dich begleitet, dich bis an die Stelle begleitet, an der du diese Worte nur noch im Unterbewussten wahrnimmst und deine Gedanken beginnen, abzuschweifen und sich zu verabschieden, und wichtig ist, dass du weißt, dass diese Anleitung später leise ausklingt und dich weiterschlafen lässt.

Lenke deine innere Aufmerksamkeit jetzt auf Bilder, die vor deinem inneren Auge entstehen. Stelle dir vor, du gehst auf einem Strand am Meer entlang. Du siehst den Strand vor dir. Du gehst einfach weiter und weiter, weil du es schön findest, so am Meer entlang zu gehen und den weiten Blick zu genießen. Lasse deinen Blick schweifen über den breiten Strand und das glitzernde Meer und schaue bis zum Horizont. Dir gefällt die ruhige, völlig entspannte und angenehme Stimmung an diesem Strand, auf dem du gehst und die wohltuende Wärme der Sonne spürst.

Die Sonne steht schon etwas tiefer am Horizont. Du siehst das glitzernde Meer und du siehst, wie die Wellen kommen und gehen. Im gleichmäßigen, ruhigen Rhythmus kommen die Wellen auf den Strand zu und verströmen das milde Wasser des Meeres über den Strand. Und du kannst hinschauen, wie sich das Wasser über den Strand ergießt und wie es dann wieder zurückströmt ins Meer. Die Wellen kommen und sie gehen wieder, die Wellen bauen sich auf, und dann lassen die Wellen sich fallen, im gelassen gleichbleibenden Rhythmus des Meeres.

Du gehst auf dem Strand entlang und schaust dabei nach vorne, schaust am Ufer des Meeres entlang. Gar nicht so weit weg von dir siehst du einen Liegestuhl. Es ist ein Liegestuhl wie für dich geschaffen. Seine schönen Farben leuchten im Sonnenlicht. Du kommst näher und näher und du denkst, dass es ein sehr bequemer Liegestuhl ist, auf dem man sich wunderbar ausruhen kann.

Und du folgst dem Gedanken, dich in den Liegestuhl zu setzen … in diesen Liegestuhl, der jetzt vor dir steht … und du legst dich in den Liegestuhl. Du machst es dir bequem und breitest dich aus … und wenn du magst, kannst du dich noch in eine weiche Decke einkuscheln.

Du spürst eine angenehme Müdigkeit, die sich über deinen Körper ausbreitet in die Arme bis in die Hände, in die Beine bis zu den Füßen breitet sich diese angenehme Müdigkeit aus wie von selbst … in diesem Liegestuhl, in dem du jetzt liegst und dich einsinken lassen kannst.

Viele Menschen finden es angenehm, wenn sie beginnen, die Wärme der Sonne wahrzunehmen, sie finden es angenehm, wie sich die Hände und Füße anfühlen, wenn sie in einer milden Nachmittagssonne liegen, und während sie wahrnehmen, wie diese angenehm strömende Wärme sich tiefer ausbreitet in den Körper, spüren sie zugleich, wie die Stirn von einem leichten Wind gestreichelt wird, einem ganz leichten, sanften Wind, der vom Meer her hinüberweht und die Stirn angenehm kühlt, so eine frische Kühle über der Stirn, die sich glatt und entspannt anfühlt …

Und während eine angenehm wohlige Müdigkeit und Schläfrigkeit beginnt, mehr und mehr sich auszubreiten, kannst du aus der Ferne, vom Meer her etwas hören … du hörst aus der Ferne das Wasser des Meeres … hörst das leise Rauschen des Meerwassers, wenn die Wellen langsam heranrollen an den Strand, sich aufrichten und sich dann fallen lassen, einfach fallen lassen auf den Strand und über den Sand das Wasser sich noch wenig ausbreitet und verströmt, bis es zurückfließt in das weite Becken des Meeres …

Das alles hörst du wie von Ferne in deinem Liegestuhl, in dem du es dir bequem gemacht hast und dich ausruhst, während du an das Auf und Ab der Wellen denkst und die Gedanken abdriften, vor deinem inneren Auge die Dinge vorüberziehen, so wie ein Schiff am Horizont auftaucht und vorüberzieht, ganz langsam zieht ein Schiff am Horizont weiter und du weißt, dass viele Menschen es genießen, sich auf einem Schiff über das Meer tragen zu lassen … Sie genießen es, sich weiter tragen zu lassen, über das Auf und Ab der Wellen des Meeres und dabei diese leichten Wellenbewegungen, dieses sanfte Auf und Ab im Körper zu spüren …

während das Schiff ruhig vorangleitet, an Inseln vorbei weiterzieht, das Schiff sich tragen lässt von den Wellen des Meeres und vorne am Bug des Schiffes sind Menschen … sie finden es schön, das gleichmäßige, ruhige Heben und Senken des Schiffes zu spüren und dabei ihren Blick über die Weite des Meeres schweifen zu lassen, während die Sonne schon tief am Horizont steht und alles mit einem milden, warmen Licht überzieht …

Das Schiff wird vom Wasser des Meeres getragen … und schon immer haben die Menschen es genossen, sich von einem Schiff tragen zu lassen, so wie es die Möwen genießen, sich vom Wind tragen zu lassen … sachte auf und ab lassen sie sich tragen und ziehen ihre Bahnen am Himmel, schweben hoch oben über dem Meer, steigen mal etwas höher, mal lassen sie sich etwas tiefer sinken und die Möwen scheinen das zu genießen …

den Blick von dort oben, ihren Blick über das Meer … die endlos langen Wellen vom Himmel aus zu sehen … wie die Wellen, die eine nach der anderen weiterziehen und weiterziehen über den Ozean und dann auf irgendeine Welle zu schauen, nicht zu wissen, wo und wann gerade diese entstanden ist, diese eine Welle dort unten, wie sie weiterzieht … weiter und weiter … immer weiter …

bis sie ankommt, irgendwann irgendwo ankommt, an einem Strand ankommt, an einem langen Strand und sich noch einmal ein wenig hebt, sich emporhebt, empor aus dem Meer, bis genau zu dem Punkt, an dem sie sich fallen lässt und sich löst, die Welle sich auflöst und ihr Wasser verströmt über den Strand und sich verbindet mit all den Wellen vor ihr und denen, die noch kommen werden …

an welcher Stelle auch immer es gerade zu hören ist, von Ferne … an welcher Stelle auch immer gerade ein Liegestuhl steht … von dem aus das Meer zu hören ist …

Anleitung B: Imagination »Wie ein Fisch im Wasser«

Wähle eine bequeme Position, so, wie es für dich passend ist … und ich bitte dich, deine Augen auf einen Punkt zu richten … wähle irgendeinen Punkt, auf dem dein Blick ruhen kann, schau auf den Punkt und behalte ihn im Blick, während du noch einmal deine Position verändern kannst …

und alles so einrichtest, dass es dir gut geht, so angenehm wie möglich … und dies kann der Ausgangspunkt für einen tiefen, erholsamen Schlaf sein … früher oder später kannst du durch den Punkt hindurchsehen, indem du deinen Blick darauf einstellst, durch den Punkt hindurch in die Weite zu schauen …

Es kann angenehm sein, die Augenlider zu schließen, wenn sie schwer sind ... und es ist angenehm für die Augen, sich von dem Punkt zu lösen, entspannt von äußeren Dingen loszulassen und sich auszuruhen ... die äußeren Dinge weit hinter sich zu lassen ... weiter und weiter ... sich einfach vorzustellen, getragen zu werden ... wie auf einer Luftmatratze getragen zu werden, die auf dem Wasser schwimmt, vom sanften Auf und Ab der Wellen sich schaukeln lassen ...

Du kannst dich von diesem angenehmen Auf und Ab forttragen lassen ... so, wie der Schlaf oft in angenehmen Wellen kommt, die am Anfang kaum zu spüren sind ... und der Körper beginnt, sich tiefer und tiefer zu entspannen, während die Gedanken auf- und abschweifen ... und dabei erste Bilder auftauchen ... Bilder auf einer angenehmen Reise nach innen ... und du kannst ihnen folgen ... den Bildern von einer Reise ans Meer ...

... sich Bilder vom Meer vorzustellen, finden viele Menschen angenehm ... das Meer zu sehen, wie auch du es vor deinem inneren Auge siehst ... und du kannst damit beginnen, die Farbe des Wassers wahrzunehmen ... noch deutlicher zu schauen, welche Farbe das Wasser hat ... vielleicht ist es eher blau, vielleicht eher türkis, vielleicht siehst du das Glitzern der Sonne im Wasser ... wie es das Licht reflektiert, spürst die angenehme Wärme, sodass du einfach eintauchen möchtest ...

Du kannst tiefer in dein Bild eintauchen ... wahrnehmen, wie die Sonne sich im Wasser spiegelt ... und du kannst dich dahintreiben lassen in diesem angenehm warmen Wasser ... einfach weiter tragen lassen ... in diesem Wasser ... mühelos und so leicht ... sich davon tragen zu lassen ... und vielleicht einen Fisch sehen, der dort schwimmt, vielleicht ist da auch ein Delfin, der zu sehen ist ... wie er auftaucht und wieder eintaucht ...

... mühelos eintauchen ... und sich gleiten lassen ... ganz leicht, sodass sich alles leicht anfühlt ... sich einfach treiben lassen und sich wie ein Fisch im Wasser fühlen, im Wasser mühelos dahinglei-

ten … und eintauchen … tiefer eintauchen, während die Geräusche sich weiter und weiter entfernen … nur noch du und das Meer …

Die Ruhe wahrnehmen wohltuend und beruhigend tiefer zu wissen, wie sicher und geborgen du dich fühlst … alles so sein lassen, wie es gerade ist … die tiefe Gelassenheit wahrnehmen … und dieses angenehme Gefühl genießen ... dass alles von alleine geschieht … es einfach in Ruhe anschauen … wie das alles aussieht … dort im Wasser … die bunten Fische … kleinere und größere … Korallen, die leuchten … und andere, wundersame Gewächse des Meeres ,wie sie sich sanft wiegen in Meeresströmen.

All dies kannst du intensiv wahrnehmen und dich weiter treiben lassen ... weiter schwimmen … auf deinem Weg ... und den Fisch vor dir sehen … oder deinen Delfin, wie er dich freundlich wahrnimmt und weiterzieht … weiter unten kann es noch ruhiger sein, noch angenehmer schön und beruhigend vollkommen gelöst einfach abtauchen und es genießen … sich vollkommen erholen … ganz tief Erholung finden … den ganzen Körper sich erholen lassen … ganz von allein …

und wahrnehmen, wie der Fisch dort langsam abtaucht … weiter und tiefer abtaucht … und die Dinge im Wasser sehen kann, kleinere Fische, die vorbeischwimmen … sanft wogende Meerespflanzen, bunte Korallenfelder hier und dort … um dann tiefer zu schwimmen … noch weiter abzutauchen …

Einfach wie von selbst … es geschieht … dieses sanfte und mühelose Dahingleiten … umgeben von einem schönen, ruhigen Licht … und die Farben wahrnehmen, vollkommen gelöst es zu betrachten … die Ruhe um dich herum zu spüren, eine angenehme Ruhe und Gelassenheit … sich davon tragen lassen … einfach treiben lassen … loslassen … und während du noch tiefer und tiefer gleitest, kannst du merken, wie deine Arme und Beine angenehm schwer werden … müder und müder werden …

… es geschehen lassen, wie der Organismus von selbst seinen Rhythmus findet, tief und tiefer in den Schlaf zu sinken … alles

müder und schwerer wird, einfach müde und angenehm schwer … sich ausruhen will … jeder Teil des Körpers will … schlafen und sich erholen, einfach tief schlafen, ganz in Ruhe schlafen … tief und tiefer in den Schlaf einsinken … so, wie der Atem ruhiger wird und tiefer, kann jeder Teil des Körpers seinen Rhythmus finden … sich sicher und geborgen fühlen … und bereit sein, sich von den Wellen des Schlafes davontragen zu lassen … müder und müder … einfach schlafen …

So kann sich alles erholen … tief und entspannt schlafen … eine lange Zeit sich nehmen … und gleichzeitig alles Wichtige einfach behalten … alles, was wichtig ist, früher oder später wieder erinnern … Bilder vom Meer in Erinnerung rufen … von … Fischen und Delfinen, die völlig mühelos dahingleiten … abtauchen … tiefer eintauchen … wie der Schlaf, der in Wellen kommt, die tiefer und tiefer gehen … und sich alles ausruhen kann … so entspannt … loslassen … und zu wissen … alles ist gut so …

Hinweis: Diese Anleitung entstand in Anlehnung an den Text einer Audioaufnahme, die im Rahmen einer wissenschaftlichen Untersuchung (siehe auch im Literaturverzeichnis unter: Cordi, Schlarb u. Rasch 2014) verwendet wurde.

Anleitung C: Imagination »Wie Eichhörnchen schlafen«

Du hast einen Platz zum Ausruhen gefunden, und eine Decke hält dich warm, denn Menschen schlafen am besten, wenn Sie sich in eine Decke kuscheln können. Menschen mögen es angenehm weich unter ihrer Decke, unter der sie sich geschützt fühlen … und zum Schlafen ziehen sie sich zurück an einen Ort, wo sie geschützt sind vor der Kühle der Nacht … und Menschen nehmen sich die Zeit, die sie brauchen, um sich auszuruhen von den Ereignissen des Tages.

Seit uralten Zeiten schon suchen sich Menschen eine bequeme Unterlage, auf der sie sich ablegen können, um einzuschlafen ... und sie tun es von selbst, überall auf der Welt, ohne darüber aktiv nachdenken zu müssen, sie schlafen einfach nicht gerne auf einem harten Boden und lassen sich instinktiv leiten von einem tieferen Wissen, von dem sie nicht zu wissen brauchen, dass sie es wissen, während ihre bewussten Gedanken eigene Wege gehen, bevor sie einschlafen ...

in Gedanken den Ereignissen des Tages nachgehen ... mal mehr, mal weniger, es können viele Gedanken sein oder wenige, die dann weiterziehen und sich frei bewegen in der Zeit, vor und zurück ... so frei sind die Gedanken, dass sie in der Zeit nach vorne gehen können und an morgen denken, und genauso können sie zurückgehen in der Zeit, was war gestern oder tiefer noch, weiter zurück in die Vergangenheit, weit zurück in eine Zeit, als sie noch ein Kind waren.

Zurückgehen in die Zeit, als wir Kinder waren und wir es gerne mochten, uns wohl und geborgen zu fühlen, und Kinder mögen es, wenn ihnen Einschlafgeschichten erzählt werden, von denen sie träumen können ... oder sich zu erinnern an etwas Schönes, was sie tagsüber erlebt haben ... Kinder genießen es, sich im Bett einzukuscheln und sich an die schönen Ereignisse des Tages zu erinnern, vielleicht ist ihnen manchmal etwas Putziges, etwas Überraschendes im Garten oder in einem Park begegnet, sie haben vielleicht auch ein kleines scheues Wesen mit Kulleraugen und buschigem Schwanz gesehen ...

oder sie lassen sich gerne etwas davon erzählen, vom Eichhörnchen, davon, wie Eichhörnchen schlafen, wenn ihre dunkelbraunen Kulleraugen zufallen, wenn Eichhörnchen müde sind vom Hüpfen und Klettern, von einem Baum zum nächsten, und auf ganz feinen Zweigen sich fortbewegen können, so federleicht von einem zum anderen ... Zweige zum Schaukeln bringen, und wie sie sich über lange Äste fortbewegen, über die sie sich tief in den Baum hinein zurückziehen können …

Und wenn sie dann müde sind vom Tageswerk, wollen Eichhörnchen schlafen, in ihrem Nest tief in einer Baumhöhle sich einkuscheln in ihr flauschiges Fell … und wohlig müde vom Sammeln der Waldbeeren, der Nüsse und vielen anderen Früchte, und sie legen instinktiv Vorräte an und sorgen am Tage vor … am Tag kümmern sie sich um das, was ihnen wichtig ist, und legen ihre Vorräte an, um sich später im Jahr auszuruhen …

… in ihrer Winterruhe, in der sie tiefer, noch viel tiefer schlafen als sonst, denn sie haben ihre Vorräte und ihre Verstecke, von denen nur sie wissen … und jedes Kind hat schon darüber gerätselt, wie sie ihre Futtervorräte wiederfinden im Winter und ist darüber eingeschlafen … und nach und nach wird alles im Organismus der Eichhörnchen noch ruhiger und langsamer, wenn der Stoffwechsel sich absenkt und seine Rhythmen langsamer, werden und tiefer, Stufe um Stufe langsamer werden und tiefer …

Und es gibt Eichhörnchen im hohen Norden sie schlafen und sie schlafen immer weiter und weiter … verschlafen den langen, dunklen Winter in der Arktis, weil ihre innere Uhr in diesem Rhythmus zwischen hell und dunkel tickt … denn draußen ist es in der Arktis im Winter wirklich viel zu kalt und zu dunkel für sie …

und die arktischen Eichhörnchen kuscheln sich ein in ihr dichtes, warmes Fell … und das dichte Fell ist wie eine flauschige, dicke Daunendecke, die sie vor Kälte schützt … selbst bei sehr tiefen Minustemperaturen schützt es Eichhörnchen in der Arktis vor Auskühlung und hält ihre Haut warm … und genau das ist es, was es ihrem Organismus möglich macht, sich auszuruhen, mehr und mehr sich auszuruhen, je kälter und dunkler es draußen wird, desto tiefer schlafen sie … die arktischen Eichhörnchen.

Alle Organe arbeiten langsamer … wie auf einer kleinen Sparflamme … verlangsamt sich der Stoffwechsel mehr und mehr … umhüllt vom wärmenden Fell sinkt die Temperatur im Innern ihres

Organismus sachte ab … es geschieht ganz langsam … Stufe um Stufe … und folgt der inneren Uhr ihres Körpers … lässt ihn ruhiger atmen und tiefer … und lässt das Herz langsamer schlagen, im ruhigen, eigenen Rhythmus, und die Wärme im Inneren ihres Organismus sinkt mehr und mehr ab, wenn die arktischen Eichhörnchen, eingekuschelt im flauschigen Fell, am tiefsten schlafen …

und in den inneren Uhren der Menschen sind Spuren geblieben vom Rhythmus aus der Natur, dem Wechsel von warm und kühl, von hell und dunkel, der sich wiederholt Nacht für Nacht, wenn Menschen sich in Decken kuscheln … statt in ein Fell … um sich auszuruhen von den Ereignissen des Tages … und während ihre Gedanken sich längst gewandelt haben in Bilder und Träume, sinkt sachte, gelenkt von der inneren Uhr, die Temperatur im Inneren des Organismus und lässt ihn Stufe um Stufe in tiefen Schlaf versinken …

So folgt die innere Uhr dem Wechsel zwischen Tag und Nacht auf der sich immer weiter und weiter drehenden Erde, die um die Sonne ihre Bahnen zieht … in diesem Rhythmus zwischen hell und dunkel, warm und kühl und den Übergängen von der Sonnenseite in die Nachtseite, von der Nachtseite in die Sonnenseite …

und weiter im Jahreskreis der Erde um die Sonne folgt der Frühling dem Winter, bis nach dem Frühling der Sommer kommt … bis es Herbst wird vor dem neuen Winter … im Rhythmus der Natur … an die sich Eichhörnchen anpassen in ihrem Schlaf … und es genießen, in der Arktis tiefer zu schlafen als ihre Artgenossen weiter im Süden …

Weiter im Süden, wo die Sommer sehr warm sein können und Eichhörnchen es vorziehen, sich ein Nickerchen zu gönnen im angenehm kühlen Schatten unter dem Blätterdach ihres Baumes … vor sich hin dösen … und träumen … davon träumen, wie sie zu Besuch sind bei ihren Freunden in der Arktis oder wo auch immer sie dösen und träumen.

Woche 5: Aktiv-Wach-Hypnose – Was Sie schon tagsüber für Ihren Traumschlaf tun können

Die Aktiv-Wach-Hypnose – eine Methode, um den Kopf freizubekommen

Unser Gehirn braucht tagsüber immer mal wieder Entrümpelungsaktionen, damit sich nicht zu viel Ballast im Kopf ansammelt, der uns nachts den Schlaf raubt. Wie aber bekommen wir im Alltag den Kopf wieder frei? Meistens durch eine Abwechslung, durch ein kurzes Aussteigen aus dem Alltagstrott. Solche Unterbrechungen, man könnte sie auch als »kleine Fluchten« bezeichnen, können sich spontan ergeben bzw. aus Gewohnheit geschehen – oder wir können sie gezielt in den Alltag einbauen, z. B. in Form einer sog. Aktiv-Wach-Hypnose.

Aktiv-Wach-Hypnose ist eine Form von Hypnose, bei der die Augen offen bleiben und wir körperlich aktiv sind. Sie funktioniert dadurch, dass unsere volle Aufmerksamkeit nach außen gerichtet ist oder nach innen auf die Wahrnehmung körperlicher Empfindungen, z. B. bei einer Bewegung. Dieses kann auch im fortlaufenden Wechsel geschehen: Wir konzentrieren uns dann darauf, was wir in diesem Augenblick gerade sehen, hören und körperlich spüren.

Besonders für Menschen, denen es schwerfällt, sich bei geschlossenen Augen auf etwas Bestimmtes zu konzentrieren, ist diese Form von Selbsthypnose viel leichter zu erlernen als die herkömmliche Selbsthypnose, bei der es auf gedanklich-bildhafte Vorstellungen ankommt, die auf den inneren Fantasieraum gerichtet sind.

Die Aktiv-Wach-Hypnose verwendet Wahrnehmungstechniken einer mentalen Achtsamkeit, die aus der jahrhundertealten Meditationspraxis des Zen-Buddhismus stammen. Solche achtsamkeitsbasierten Techniken sind mittlerweile in wissenschaftlich gut untersuchten Therapieprogrammen enthalten, die z. B. bei Depressionen helfen.

Was aber bedeutet in diesem Zusammenhang Achtsamkeit? Dieser Begriff kennzeichnet ein Grundprinzip der meditativen Selbstversenkung im Zen-Buddhismus: Nimm bewusst und konzentriert das wahr, was gerade im Moment da ist, und verzichte darauf, es verändern zu wollen oder zu bewerten! Viele wissenschaftliche Untersuchungen haben gezeigt, dass diese Form eines Innehaltens, eines kurzen Rückzugs aus dem Alltag, zu mehr Gelassenheit und leichterer Stressbewältigung führt, wenn sie regelmäßig praktiziert wird.

Es gibt Menschen, die sich über Kopfhörer bzw. Ohrstöpsel mit Musik beschallen, sobald sie allein unterwegs sind – als Jogger oder im Bus, in der Straßenbahn oder im Zug. Oder sie hören mithilfe ihres MP3-Players dem Sprecher einer Radioreportage, eines Hörbuchs oder von was auch immer zu. Ständiges Ablenken durch Außenreize, sobald man allein ist, kann dazu führen, dass wir die Fähigkeit verlernen, abzuschalten und uns wohlzufühlen, wenn wir mit unseren Gedanken allein sind.

Meditatives Innehalten, wie Sie es hier lernen, fördert die Fähigkeit zu einer tiefer gehenden, den Geist »reinigenden« Selbstentspannung, einen Zustand in sich ruhender Entspanntheit und Gelassenheit, der ohne Hilfsmittel auskommt. Aktiv-Wach-Hypnose hilft uns dabei, sich wohlzufühlen, gerade dann, wenn wir mit uns und unseren Gedanken allein sind – so, wie wir auch abends im Bett beim Einschlafen mit unseren Gedanken allein sind.

Meditatives Innehalten spricht alle Sinne an, nicht nur den Hörsinn. Über das ganze Spektrum unserer Sinneswahrnehmungen entsteht eine intensive, »fließende« Verbindung zum »Hier und Jetzt«. Wir gehen völlig auf in dem, was jetzt gerade im Moment da ist, in uns und um uns herum. Wird eine selbsthypnotisch hervorgerufene Achtsamkeit regelmäßig praktiziert, führt dies zu einer Stärkung unseres untrüglichen Bauchgefühls. Und es wird die Fähigkeit gefördert, Wichtiges frühzeitig zu »wittern« und Zusammenhänge intuitiv zu erfassen.

Mithilfe der Anleitung zu einer »Aktiv-Wach-Hypnose« können Sie diese Form der Selbsthypnose leicht erlernen. Sie bekommen dadurch ein Werkzeug an die Hand, mit dem es möglich ist, auf sowohl angenehme wie effektive Weise die Alltagsmühle zu stoppen und sich einen wohltuenden Ausgleich zu verschaffen. Bauen Sie eine Aktiv-Wach-Hypnose als regelmäßige Pause in Ihren Alltag ein, und Sie werden erstaunt sein, wie positiv sich das auf Ihren Schlaf auswirkt.

Die zwei Schritte zum Erlernen der »Aktiv-Wach-Hypnose« nach der 5-4-3-2-1-Methode

Schritt 1

Mithilfe der unten stehenden Anleitung ist die Aktiv-Wach-Hypnose nach der 5-4-3-2-1-Methode leicht zu erlernen. Suchen Sie sich einen Platz, an dem Sie die Anleitung in Ruhe lesen oder als Audioaufnahme ungestört und gefahrlos anhören können.

Der Platz kann entweder zu Hause sein oder in einem öffentlich zugänglichen Gebäude – wie z. B. in einer Kirche, in einem Museum, in einer Bibliothek oder in der Eingangshalle eines großen Hotels. Wenn Sie sich für Ihre Wohnung entscheiden, suchen Sie sich am besten einen Platz mit Blick nach draußen. Der Platz zum Ausprobieren kann auch draußen sein, in der freien Natur, auf einem Balkon oder auf einer Bank im Park.

Eine Aktiv-Wach-Hypnose hat den Vorteil, dass sie sowohl im Stehen als auch im Sitzen oder Liegen angewandt werden kann. Wichtig ist nur, einen Ausblick zu haben, bei dem man mindestens fünf verschiedene Dinge bzw. Farben sehen kann, die angenehm anzuschauen sind.

In der Anleitung wird erläutert, wie Sie Ihre Aufmerksamkeit mit einer speziellen Methode gezielt auf das richten, was Sie gerade im Moment sehen, hören und körperlich spüren können. Die spezielle Methode besteht darin, sich auf diese drei Hauptsinneskanäle »Sehen, Hören, Körperempfindung« der Reihe nach zu konzentrieren, und zwar in fünf Durchgängen: Der erste Durchgang besteht darin, bewusst wahrzunehmen, welche fünf verschiedenen Dinge wir gerade im Moment sehen, welche fünf verschiedenen Geräusche wir gerade hören und welche fünf körperlichen Empfindungen wir gerade spüren. Zu den körperlichen Empfindungen gehören auch Gerüche.

Der zweite Durchgang besteht darin, sich jeweils auf vier Wahrnehmungen (vier Mal sehen, vier Mal hören, vier Mal körperlich spüren) zu konzentrieren. Beim dritten Durchgang erfolgt die bewusste Sinneswahrnehmung noch jeweils drei Mal (drei Mal sehen, drei Mal hören, drei Mal körperlich spüren). Schließlich wird im vierten Durchgang jede Sinneswahrnehmung in der genannten Reihenfolge noch zwei Mal und dann im letzten Durchgang noch ein Mal bewusst vollzogen.

Nunmehr ist auch ersichtlich, warum diese Methode die 5-4-3-2-1-Methode genannt wird. Tragen Sie bitte nun auf Ihrer Checkliste ein, an welchen Ort Sie gerade denken, an dem Sie die Anleitung gerne lesen oder hören möchten.

Probieren Sie die 5-4-3-2-1-Technik auf die beschriebene Weise einige Male aus, auch ohne Hilfe der Anleitung. Das versetzt Sie in die Lage, diese Technik eigenständig – d. h. ohne weitere Hilfsmittel – für eine Aktiv-Wach-Hypnose in Verbindung mit Bewegung anzuwenden. Außerdem trainieren Sie sich darin, alles um Sie herum besonders aufmerksam wahrzunehmen.

Die volle, wache Aufmerksamkeit für alles um Sie herum stellt eine wichtige Voraussetzung dafür dar, unter Bewegung gefahrlos und sicher in Aktiv-Wach-Hypnose zu gehen. Wie der Name schon sagt, befinden wir uns dabei in einem aktiven, hellwachen und zugleich angenehm konzentrierten Zustand.

Schritt 2

Gehen Sie erst zu Schritt 2 über, wenn Sie Erfahrungen damit haben, die 5-4-3-2-1-Aktiv-Wach-Hypnose ohne Lesen bzw. Hören der Anleitung, also eigenständig, durchzuführen. Für Schritt 2 benötigen Sie 20 Minuten Zeit. Überlegen Sie, wann Sie sich diese Zeit nehmen wollen, um draußen beim Gehen eine Aktiv-Wach-Hypnose auszuprobieren.

Suchen Sie sich dafür eine Strecke aus, auf der Sie ungestört gehen können, z. B. in einem Park, auf einem Waldweg oder wo auch immer in der freien Natur. Notieren Sie sich auf Ihrer Checkliste, welchen Ort Sie sich ausgesucht haben, und tragen Sie sich den Zeitpunkt Ihrer »Selbstverabredung« ein.

Wenn es soweit ist, gehen Sie einfach los, wie bei einem gemütlichen Spaziergang. Nach ca. 5 Minuten beginnen Sie, ein wenig schneller zu gehen, etwa eine Minute lang etwas schneller als normalerweise. Die Betonung liegt auf »ein wenig schneller« als im gemütlichen Tempo. Achten Sie bitte darauf, sich nicht zu sehr anzustrengen. Gehen Sie nur so schnell, wie es für Sie persönlich angenehm ist.

Nach ungefähr einer Minute werden Sie wieder langsamer. Gehen Sie einfach im gemütlichen Tempo weiter und beginnen jetzt damit, sich in eine 5-4-3-2-1-Aktiv-Wach-Hypnose zu versetzen. Ein wichtiger Hinweis: Verwenden Sie dabei *keine* Kopfhörer bzw. Audiogeräte. Denn jetzt kommt es darauf an, die volle Aufmerksamkeit, also auch das Hören, darauf zu richten, was gerade in dem Moment in Ihrer Umgebung und bei Ihrem Tun zu sehen, zu hören und körperlich zu spüren ist. Nur so ist eine Aktiv-Wach-Hypnose draußen und in Bewegung gefahrlos möglich. Und vor allem: So können sich die positiven Wirkungen einer Aktiv-Wach-Hypnose voll entfalten.

Wenn Sie möchten, wiederholen Sie das Ganze noch einmal, d. h., sie gehen für eine Minute etwas schneller, danach wieder langsamer und im gemütlichen Tempo, Letzteres in Verbindung mit einer Aktiv-Wach-Hypnose.

Checkliste zur »Aktiv-Wach-Hypnose«

Schritt 1: Anleitung »Aktiv-Wach-Hypnose nach der 5-4-3-2-1-Methode« lesen bzw. als Audioaufnahme hören.
Wo: …………… Wann: ………..

Schritt 2: Aktiv-Wach-Hypnose im Gehen (eigenständig, ohne Anleitung):

Wo: ………… Wann: ………………

Anleitung: Aktiv-Wach-Hypnose nach der 5-4-3-2-1-Methode

Du befindest dich zum Üben an einem ruhigen, geschützten Ort, der passend für dich ist, dieser Anleitung zu einer Aktiv-Wach-Hypnose zu folgen. Die Anleitung wird dich dabei begleiten, auf alles, was du gerade in diesem Moment wahrnimmst, bewusst deine volle Aufmerksamkeit zu richten. Halte Augen und Ohren offen, und verzichte darauf, etwas verändern zu wollen oder zu bewerten. Lasse alles so, wie es gerade ist und wie es dir in diesem Moment erscheint.

Beginne damit, bewusst wahrzunehmen, was du jetzt gerade siehst, sei es ein bestimmter Gegenstand, eine besondere Farbe oder irgendetwas anderes in deinem Blickfeld. Sage zu dir selbst, ganz leise, nach innen gerichtet, den Satz: Ich sehe … z. B. Blau, einen Baum, eine Lampe, einen Punkt … oder was immer du gerade siehst.

Richte deine Aufmerksamkeit nun auf etwas anderes, was du in diesem Moment noch sehen kannst, und benenne das, was du siehst, innerlich mit dem Satz: Ich sehe … ein Haus, einen Lichtpunkt, das Fenster … oder was immer du gerade siehst. Gehe dann zu etwas Drittem über, was du gerade siehst, sage dir wiederum den Satz: Ich sehe … und benenne das, was du gerade siehst. Richte deinen Blick auf etwas Viertes, was du siehst, und benenne es mit dem Satz: Ich sehe ……… Wiederhole jetzt diese Form des Sehens noch ein weiteres Mal und sage dir dabei den Satz: Ich sehe ………

Jetzt gehst du dazu über, dich darauf zu konzentrieren, was du gerade hören kannst. Richte deine Aufmerksamkeit auf ein Geräusch, und benenne es innerlich mit dem Satz: Ich höre … z. B. Vogelgezwitscher oder das Ticken einer Uhr, den Autoverkehr oder was immer du gerade hörst. Höre genau hin und wiederhole das bewusste Hören, wie vorhin beim Sehen, noch vier Mal, sodass du insgesamt fünf Geräusche bewusst gehört hast. Sage dir jedes Mal den inneren Satz: ich höre … ich höre … ich höre … ich höre ……… (z. B. Kinder, die miteinander spielen, das Rauschen des Windes usf.).

Insgesamt fünf Mal achtest du bewusst auf ein hörbares Geräusch oder einen Klang, verbunden mit dem inneren Satz: Ich höre … (z. B. die Glocken einer Kirche, einen Zug fahren usf.). Später, wenn du ohne diese Anleitung in Aktiv-Wach-Hypnose gehst, wirst du dich konzentrieren auf Umgebungsgeräusche, die um dich herum und weiter in der Ferne zu hören sind.

Jetzt richte deine Aufmerksamkeit auf etwas, was du körperlich gerade spürst. Dazu gehört auch das, was du vielleicht riechen kannst. Sage dir dabei den Satz: Ich spüre … z. B. die Bewegung meiner Arme und Hände oder: den kühlen Luftzug an der Nase beim Einatmen oder: das Heben und Senken meines Brustkorbs beim Ein- und Ausatmen oder: den Boden unter meinen Füßen oder was immer du gerade körperlich spürst.

Wenn du dabei etwas Unangenehmes am Körper wahrnehmen solltest, verzichte bitte darauf, es unmittelbar verändern zu wollen oder zu bewerten. Natürlich kannst du deine Position verändern, wenn du den Wunsch verspürst, es dir bequemer zu machen.

Lenke deine Aufmerksamkeit nacheinander auf vier weitere körperliche Empfindungen. Dabei kann es hilfreich sein, sich bewusst zu machen, dass der Körper vom Kopf über die Schultern, den beiden Armen, den Händen, Brustkorb und Bauch über die Beine bis zu den Füßen reicht.

Nimm es einfach wahr, was du gerade körperlich spürst, benenne es so neutral wie möglich und lenke deine Aufmerksamkeit auf eine andere körperliche Empfindung. Benenne deine Wahrnehmung jedes Mal innerlich mit den Worten: Ich spüre … z. B. meinen Herzschlag oder: ein Ziehen in den Schultern oder: die Kraft in den Beinmuskeln oder was immer du gerade körperlich spürst. Ich spüre … ich spüre … ich spüre …

Je häufiger du die Übung machst, umso mehr wirst du feststellen, dass es von Mal zu Mal leichter wird, körperliche Empfindungen vom Kopf bis zum Fuß, von den Fingerspitzen über die Schultern und die Brust bis zum Bauch, bewusst wahrzunehmen.

Bevor du mit dem zweiten, dritten, vierten und schließlich fünften Durchgang weitermachst, möchte ich dir dazu noch ein paar Hinweise zum weiteren Verlauf der Übung geben:

Es ist nicht notwendig, immer wieder neue Dinge, Geräusche und körperliche Empfindungen wahrzunehmen, sondern du kannst einzelne Sinneswahrnehmungen auch einfach wiederholen. Das kann die Trance sogar noch vertiefen. Wiederhole bei den weiteren Durchgängen dann vor allem die Sinneswahrnehmungen, die dir besonders gefallen und bei denen es dir am leichtesten fällt, sie bewusst wahrzunehmen.

Falls du mal mit der Abfolge durcheinandergerätst, mache einfach an dem Punkt weiter, der dir als Erstes wieder einfällt. Denke daran, dass alles eine Frage der Übung ist und du im Laufe Zeit merken wirst, wie du wie von selbst in einen angenehmen »Flow« kommst.

Jetzt gehst du zum zweiten Durchgang über. Achte darauf, was du gerade in dem Blickfeld vor dir siehst, und zwar vier Mal hintereinander, und sage dir innerlich bei jedem Mal: Ich sehe … z. B. das Gras auf einer Wiese … Ich sehe … z. B. die Farbe blau … Ich sehe … z. B. Wolken am Himmel …Ich sehe … z. B. ein Fenster oder was immer du gerade siehst.

Jetzt wechselst du auf vier Geräusche, die du hörst. Nimm hintereinander vier Geräusche wahr, und sage dir jedes Mal den Satz: Ich höre … . Von nun an verzichte ich darauf, Beispiele zu nennen. Du kannst den Satz »Ich höre …« jeweils für dich vervollständigen. Ich höre … ich höre … ich höre … ich höre …

Nach dem Hören folgt das Wahrnehmen von dem, was du am oder im Körper spürst. Nimm vier Empfindungen wahr und benenne sie dabei jeweils innerlich: Ich spüre … ich spüre … dann wieder: Ich spüre … und schließlich zum vierten Mal: Ich spüre …

Nunmehr kommt der dritte Durchgang mit drei Sinneswahrnehmungen pro Sinneskanal. Benenne jeweils drei Mal, was du gerade wahrnimmst. Der begleitende innere Satz lautet: Ich sehe … ich sehe … ich sehe … danach: Ich höre … ich höre … ich höre … und schließlich: Ich spüre … ich spüre … ich spüre …

Jetzt kommt der vierte Durchgang mit nur noch zwei Sinneswahrnehmungen pro Sinneskanal. Du sagst dir: Ich sehe … ich sehe … ich höre … ich höre … ich spüre … ich spüre …

Zum Schluss folgt der fünfte Durchgang mit nur noch einem Sinneseindruck pro Sinneskanal. Orientiere dich auch jetzt an dem vertrauten Schema: Ich sehe … ich höre … ich spüre …

Zum Abschluss deiner Aktiv-Wach-Hypnose bleibe noch ein wenig bei der Sinneswahrnehmung, die dir im Moment am meisten gefällt. Nimm sie bewusst und offen wahr … und richte deine ganze Aufmerksamkeit auf die Wahrnehmung, die für dich in diesem Augenblick am intensivsten ist … verweile noch ein wenig in diesem Augenblick … und dann verabschiede dich davon für heute und jetzt kehre zurück in den normalen Wachzustand.

Anhang

Verlaufstest 1 (nach vier Wochen): Wie gut ist mein Schlaf jetzt?

Bewerten Sie mithilfe eines kurzen Tests die derzeitige Qualität Ihres Schlafs. Kreuzen Sie einfach bei den fünf untenstehenden Testfragen die für Sie zutreffende Antwort an. Dabei wählen Sie Ihre Antwort danach, welche Aussage für den Zeitraum der letzten vier Wochen am ehesten zutrifft.

1. Wenn ich morgens aufwache, fühle ich mich ausgeschlafen:

   - ☐ trifft immer zu (4 Punkte)
   - ☐ trifft meistens zu (3 Punkte)
   - ☐ trifft manchmal zu (2 Punkte)
   - ☐ trifft selten zu (1 Punkte)
   - ☐ trifft nie zu (0 Punkte)

2. Ich nehme Schlafmittel oder trinke Alkohol oder rauche Cannabis, um einschlafen zu können:

   - ☐ trifft immer zu (0 Punkte)
   - ☐ trifft meistens zu (1 Punkte)
   - ☐ trifft manchmal zu (2 Punkte)
   - ☐ trifft selten zu (3 Punkte)
   - ☐ trifft nie zu (4 Punkte)

3. Mit dem Einschlafen abends im Bett habe ich keine Probleme:

- ☐ trifft immer zu (4 Punkte)
- ☐ trifft meistens zu (3 Punkte)
- ☐ trifft manchmal zu (2 Punkte)
- ☐ trifft selten zu (1 Punkte)
- ☐ trifft nie zu (0 Punkte)

4. Ich wache zu früh auf:

- ☐ trifft immer zu (0 Punkte)
- ☐ trifft meistens zu (1 Punkte)
- ☐ trifft manchmal zu (2 Punkte)
- ☐ trifft selten zu (3 Punkte)
- ☐ trifft nie zu (4 Punkte)

5. Entweder schlafe ich nachts durch oder, wenn ich mal nachts aufwache, fällt es mir leicht, wieder einzuschlafen:

- ☐ trifft immer zu (4 Punkte)
- ☐ trifft meistens zu (3 Punkte)
- ☐ trifft manchmal zu (2 Punkte)
- ☐ trifft selten zu (1 Punkte)
- ☐ trifft nie zu (0 Punkte)

Rechnen Sie jetzt die einzelnen Punktwerte Ihrer Antworten zusammen und vergleichen Sie das Ergebnis mit Ihrem Testergebnis im Einführungskapitel dieses Buches. Falls Ihr Ausgangswert beim ersten Test schon im oberen Punktbereich lag, ist bereits ein Zuwachs von ein oder zwei Punkten beachtenswert.

Ab einem Ausgangswert von weniger als 14 Punkten weist ein Zuwachs von drei und mehr Punkten bereits auf eine deutliche Verbesserung hin. Vielleicht haben Sie eine Idee, welche

Maßnahme, welche Veränderung oder welche Umstände am ehesten dazu beigetragen haben. Und Sie können sich dabei fragen: Was tut gerade meinem Schlaf gut?

Wenn Sie anhand der Punktwerte keine positive Veränderung feststellen können, kann es sein, dass Ihr Tag-Nacht-Rhythmus noch etwas länger braucht, um sich zu stabilisieren. Möglicherweise gehören Sie zu den Menschen, bei denen Veränderungen sich am Anfang kaum bemerkbar machen, sich später aber umso nachhaltiger zeigen.

Falls Sie in Ihrer Rückschau den Eindruck gewinnen, keine der in diesem Buch vorgeschlagenen Übungen konsequent für zumindest eine Woche praktiziert zu haben, wäre es überlegenswert, sich für die kommende Woche wirklich auf eine Übung bzw. ein Wochenthema zu konzentrieren und dieses »durchzuziehen«. Lassen Sie sich bei Ihrer Entscheidung davon leiten, welche Übung, ggf. welches Wochenthema Sie im Moment am meisten anspricht.

Für den Fall, dass eine Verschlechterung von mehr als drei Punkten eingetreten ist und Ihr Punktwert dabei im Verlaufstest weniger als 9 Punkte beträgt, sollten Sie erwägen, sich ärztliche bzw. therapeutische Unterstützung zu holen.

Verlaufstest 2 (nach acht Wochen): Wie gut ist mein Schlaf jetzt?

Bewerten Sie mithilfe eines kurzen Tests die derzeitige Qualität Ihres Schlafs. Kreuzen Sie einfach bei den fünf untenstehenden Testfragen die für Sie zutreffende Antwort an. Dabei wählen Sie Ihre Antwort danach, welche Aussage für den Zeitraum der letzten vier Wochen am ehesten zutrifft.

1. Ich wache zu früh auf:

   - ☐ trifft immer zu (0 Punkte)
   - ☐ trifft meistens zu (1 Punkte)
   - ☐ trifft manchmal zu (2 Punkte)
   - ☐ trifft selten zu (3 Punkte)
   - ☐ trifft nie zu (4 Punkte)

2. Entweder schlafe ich nachts durch oder, wenn ich mal nachts aufwache, fällt es mir leicht, wieder einzuschlafen:

   - ☐ trifft immer zu (4 Punkte)
   - ☐ trifft meistens zu (3 Punkte)
   - ☐ trifft manchmal zu (2 Punkte)
   - ☐ trifft selten zu (1 Punkte)
   - ☐ trifft nie zu (0 Punkte)

3. Wenn ich morgens aufwache, fühle ich mich ausgeschlafen:

   - ☐ trifft immer zu (4 Punkte)
   - ☐ trifft meistens zu (3 Punkte)
   - ☐ trifft manchmal zu (2 Punkte)
   - ☐ trifft selten zu (1 Punkte)
   - ☐ trifft nie zu (0 Punkte)

4. Mit dem Einschlafen abends im Bett habe ich keine Probleme:

   - ☐ trifft immer zu (4 Punkte)
   - ☐ trifft meistens zu (3 Punkte)
   - ☐ trifft manchmal zu (2 Punkte)
   - ☐ trifft selten zu (1 Punkte)
   - ☐ trifft nie zu (0 Punkte)

5. Ich nehme Schlafmittel oder trinke Alkohol oder rauche Cannabis, um einschlafen zu können:

   - ☐ trifft immer zu (0 Punkte)
   - ☐ trifft meistens zu (1 Punkte)
   - ☐ trifft manchmal zu (2 Punkte)
   - ☐ trifft selten zu (3 Punkte)
   - ☐ trifft nie zu (4 Punkte)

Rechnen Sie jetzt die einzelnen Punktwerte Ihrer Antworten zusammen.

Bewegt sich Ihre Punktzahl im Bereich von 14 bis 20 Punkten, ist von einem guten Schlaf auszugehen, zumindest in den letzten vier Wochen. Sie könnten dieses Buch weiterempfehlen, es selbst für sich beiseitelegen und bei Bedarf mal wieder hineinschauen, um sich Anregungen zu holen, Ihrem Schlaf Gutes zu tun.

Falls Sie die momentane Qualität Ihres Schlafes mit weniger als 14 Punkten bewerten, schauen Sie bitte auf den Verlauf Ihrer Testergebnisse. Ist eine ansteigende Linie mit einem Gesamtzuwachs von mindestens drei Punkten im Vergleich zum Ausgangswert zu erkennen, dann profitiert die Qualität Ihres Schlafes ganz offenbar von Maßnahmen, die Sie ergriffen haben. Was denken Sie, von welchen Maßnahmen hat der Nachtschlaf am ehesten profitiert? Möglicherweise haben auch günstige Veränderungen Ihrer Lebenssituation dazu beigetragen, dass Sie besser schlafen. Welche könnten das bei Ihnen sein?

Vielleicht spricht Sie ein Thema aus diesem Buch oder eine bestimmte Übung besonders an, oder Sie möchten etwas von dem, was Sie hier kennengelernt haben, vertiefen und es noch einmal genau nachlesen. Ich verrate Ihnen vermutlich kein Geheimnis, dass ein erster Anlauf nicht unbedingt gleich zum Ziel führen muss. Unsere Lebenserfahrung zeigt, dass der erhoffte Durchbruch sich häufig erst nach zwei, drei oder auch mehreren Anläufen einstellt.

Möglicherweise hat dieses Buch bei Ihnen auch schon einen festen, einen guten Platz – auf dem Nachttisch? – gefunden, sodass es Sie erinnern kann an das, was Ihrem Schlaf und Ihrem Wohlbefinden guttut.

Wenn Sie sich weiterhin durch einen nicht ausreichend erholsamen Schlaf (Punktzahl unter 14) in Ihrem Wohlbefinden beeinträchtigt fühlen und keine Verbesserung zu erkennen ist, sollten Sie erwägen, sich ärztliche bzw. therapeutische Unterstützung zu holen, falls dieses nicht schon der Fall sein sollte.

Gar nicht so selten sind bei hartnäckigen Schlafproblemen Geduld und ein längerer Atem nötig, bis der Nachtschlaf nachhaltig besser wird. Bei depressiven Verstimmungen beispielsweise, die sehr häufig mit Schlafstörungen einhergehen, lässt sich der Zeitpunkt einer Besserung nicht wirklich vorhersagen. Depressive Stimmungsschwankungen können nur drei Wochen dauern, aber auch mehrere Monate lang bestehen, bis eine Besserung eintritt und der Nachtschlaf zu seiner früheren Erholsamkeit zurückfindet.

Bestehen körperliche Beeinträchtigungen oder Veränderungen, welche die zeitbiologischen Rhythmen beeinflussen – wie dies z. B. in den Wechseljahren der Fall ist –, dann können Sie mit den Übungen vielleicht keinen völlig ungestörten Schlaf entwickeln. Wohl aber können Sie tiefer gehende Ruhephasen zur Erholung finden, die dabei helfen, mit den vorhandenen Beeinträchtigungen besser klarzukommen.

Hilfreiche und weiterführende Internetadressen

Audioanleitungen zu den Selbsthypnosen dieses Programms sind zum Download im MP3-Format erhältlich unter: www.besserschlafenmitselbsthypnose.de

Milton-Erickson-Gesellschaft für Klinische Hypnose (M.E.G.): www.meg-hypnose.de (Informationen über Tagungen, wissenschaftliche Projekte, Fort- und Weiterbildung; Therapeutenliste).

Deutsche Gesellschaft für Hypnose und Hypnotherapie (DGH): www.hypnose-dgh.de (Informationen über Tagungen, wissenschaftliche Projekte, Fort- und Weiterbildung; Therapeutenliste).

Schweizerische Ärztegesellschaft für Hypnose (SMSH): www.smsh.ch (Informationen über Ausbildungskurse; Therapeutenliste).

Milton-Erickson-Gesellschaft Austria (MEGA): www.hypno-mega.at (Informationen über Tagungen, Fort- und Weiterbildung; Therapeutenliste).

Deutsche Gesellschaft für Schlafforschung und Schlafmedizin (DGSM): www.dgsm.de (Informationen über Schlaflabore; Patientenratgeber).

Deutsche Arbeitsgemeinschaft Selbsthilfegruppen (DAG SHG): www.dag-shg.de (umfassende Informationen über Selbsthilfegruppen).

Literatur

Alman, B. M. u. Lambrou, P. T. (2010): Selbsthypnose. Ein Handbuch zur Selbsttherapie. Heidelberg (Carl-Auer), 9. Aufl. [am. Orig. (1992): Self-hypnosis. The complete manual for health and self-change. New York (Brunner/Mazel).]

Anderssen-Reuster, U. (Hrsg.) (2007a): Achtsamkeit in Psychotherapie und Psychosomatik. Haltung und Methode. Stuttgart, New York (Schattauer).

Anderssen-Reuster, U. (2007b): Das Sutra der Vier Verankerungen der Achtsamkeit. In: U. Anderssen-Reuster (Hrsg.) (2007a): Achtsamkeit in Psychotherapie und Psychosomatik. Haltung und Methode. Stuttgart, New York (Schattauer), S. 219–228.

Backhaus, J. u. Riemann, D. (1999): Schlafstörungen. Göttingen, Bern, Toronto (Hogrefe).

Barger, L.K., K. P. Wright Jr., R. J. Hughes a. C. A. Czeisler (2004): Daily exercise facilitates phase delays of circadian melatonin rhythm in very dim light. *American Journal of Physiology – Regulatory, Integrative and Comparative Physiology* 286: 1077–1084.

Bartens, W. (2014): Traumhafte Bildung. Bringt viel Schlaf mehr Erfolg in der Schule? Neueste Daten von Jugendlichen aus aller Welt stützen die These. *Süddeutsche Zeitung* vom 29.11.2014.

Basta, M. et al. (2007): Chronic insomnia and stress system. *Sleep Medicine Clinic* 2: 279–291.

Cajochen, C. et. al. (2011): Evening exposure to a light emitting diodes (LED)-backlit computer screen affects circadian physisiology and cognitive performance. *Journal of Applied Physiology* 110 (5): 1432–1438.

Cajochen, C. et al. (2013): Evidence that the Lunar Cycle Influences Human Sleep. *Current Biology* 23: 1485–1488.

Cordi, M. J., A. A. Schlarb a. B. Rasch (2014). Deepening sleep by hypnotic suggestion. Sleep 37 (6), 1143–1152.

Crönlein, T. et al. (2013): Regensburg Insomnia Rating Scale (RIS): a new short rating scale fort the assessment of psychological symptoms and sleep in insomnia. *Health and Quality of Life Outcomes* 11: 65.

Deutsches Ärzteblatt, Bekanntmachungen der Herausgeber (2006): Gutachten wissenschaftliche Anerkennung der Hypnotherapie. *Deutsches Ärzteblatt* 103 (21): 1265–1267.

Erickson, M. H., E. L. Rossi u. S. L. Rossi (1978): Hypnose. Induktion, psychotherapeutische Anwendung, Beispiele. München (Pfeiffer).

Erickson, M. H. u. E. Rossi (1999): Hypnotherapie. Aufbau, Beispiele, Forschungen. Stuttgart (Pfeifer bei Klett-Cotta).

Erlacher, D. (2010): Anleitung zum Klarträumen. Die nächtliche Traumwelt selbst gestalten. Norderstedt (BoD).

Gillberg, M., G. Kecklund, J. Axelsson a. T. Akerstedt (1996): The effects of a short daytime nap after restricted night sleep. *Sleep* 19 (7): 570–575.

Gößling, H. W. (2013): Hypnose für Aufgeweckte. Hypnotherapie bei Schlafstörungen. Heidelberg (Carl-Auer).

Gößling, H. W. (2014): Besser schlafen mit Hypnose. *Zkm Zeitschrift für Komplementärmedizin* 4: 40–45.

Halsband, U. (2009): Neurobiologie der Hypnose. In: D. Revenstorf u. B. Peter (Hrsg.): Hypnose in Psychotherapie, Psychosomatik und Medizin. Manual für die Praxis. Heidelberg (Springer Medizin), 2., überarbeitete Aufl., S. 802–820.

Hindle, G. A. et al. (2015): Priorization of skeletal muscle growth for emergence from hibernation. *Journal of Experimental Biology* 218: 276–284.

Holzinger, B. (2007): Anleitung zum Träumen. Träume kreativ nutzen. Stuttgart (Klett-Cotta).

Holzinger, B., G. Klösch u. B. Saletu (2011): Gestalttherapie und luzides Träumen zur Bewältigung von Albträumen. *Gestalttherapie* 25 (2): 113–116.

Koch, M. u. A. Overath (Hrsg.) (2002): Schlaflos: das Buch der hellen Nächte. Lengwil (Libelle).

Krakow, B., M. Hollifield a. L. Johnston (2001): Imagery rehearsal therapy for chronic nightmares in sexual assault survivors with posttraumatic stress disorder – a randomized controlled trial. *Journal of American Medicine* 286 (5): 537–545.

Krakow, B. a. A. Zadra (2006): Clinical Management of Chronic Nightmares. Imagery Rehearsal Therapy. *Behavioral Sleep Medicine* 4 (1): 45–70.

Krauchi, K., C. Cajochen, E. Werth a. A. Wirz-Justice (2002): Alteration of internal circadian phase relationships after morning versus evening carbohydrate-rich meals in humans. *Journal of Biological Rhythms* 17 (4): 364–376.

Leyk, D. (2009): Bedeutung regelmäßiger körperlicher Aktivitäten in Prävention und Therapie. *Deutsches Ärzteblatt* 106 (44): 713–714.

Lowdon, A., T. Åkerstedt a. R. Wibom (2004): Suppression of sleepiness and melatonin by brigtht ligth exposure during breaks in night work. *Journal of Sleep Research* 8: 37–43.

Ludwig D. S. a. J. Kabat-Zinn (2008): Mindfulness in medicine. *Journal of the American Medical Association*. 300: 1350–1352.

Mentzos, S. (2006): Depression und Manie. Psychodynamik und Therapie affektiver Störungen. Göttingen (Vandenhoeck & Ruprecht), 4. Aufl.

Mishima, K., M. Okawa, T. Shimizu a. Y. Hishikawa (2001): Diminished melatonin secretion in the elderly caused by insufficient environmental illumination. *Journal of Clinic Endocrinology Metabolism* 86: 129–134.

Neumann, N.-U. u. K. Frasch (2005): Biologische Mechanismen antidepressiver Wirksamkeit von körperlicher Aktiviät. *Psychoneuro* 31 (10): 513–517.

Peter, H., T. Penzel u. J. H. Peter (Hrsg.) (2007): Enzyklopädie der Schlafmedizin. Heidelberg (Springer Medizin).

Revenstorf, D. (2006): Expertise zur Beurteilung der wissenschaftlichen Evidenz des Psychotherapieverfahrens Hypnotherapie. In: *Hypnose* 1 (1+2): 7–164.

Rodenbeck, A. (2007): Melatoningabe. In: H. Peter, T. Penzel u. J.H. Peter (Hrsg.): Enzyklopädie der Schlafmedizin. Heidelberg (Springer Medizin), S. 727–730.

Schlarb, A. A. (2003): Verhaltenstherapie und Hypnotherapie bei Primärer Insomnie. Entwicklung und Evaluation zweier Therapiekonzepte. Tübingen (Dissertation Fakultät für Informations- und Kognitionswissenschaften der Eberhard-Karls-Universität Tübingen).

Someren, E. J. van, C. Lijzenga, M. Mirmiran a. D. F. Swaab (1997): Long-term fitness training improves the circadian rest-activity rhythm in healthy elderly males. *Journal of Biol. Rhythms* 12 (2): 146–156.

Staedt, J. u. D. Riemann (2007): Diagnostik und Therapie von Schlafstörungen. Stuttgart (W. Kohlhammer).

Trenkle, B. (1998): Die Löwen-Geschichte. Hypnotisch-metaphorische Kommunikation und Selbsthypnosetraining. Heidelberg (Carl-Auer), 2. Aufl.

Trichopoulos, D. et al. (2007): Siesta in Healthy Adults and Coronary Mortality in the General Population. *Archives of Internal Medicine* 167 (3): 296–301.

Wirtz-Justice, A. u. C. Cajochen (2011): Zirkadiane Rhythmen und Depression. Chronobiologische Behandlungsmöglichkeiten. *Schweizer Med Forum* 11 (32–33): 536–541.

Wittchen H.-U., P. Krause, M. Höfler et al. (2001): NISAS-2001: Die »Nationwide Insomnia Screening and Awareness Study«. Prävalenz und Verschreibungsverhalten in der allgemeinärztlichen Versorgung. *Fortschr Med* 119: 9–19.

Wittchen, H. U. et al. (2011): The size and burden of mental disorders and other disorders of the brain in Europe 2010. *European Neuropsychopharmacology* 21: 655–679.

Über den Autor

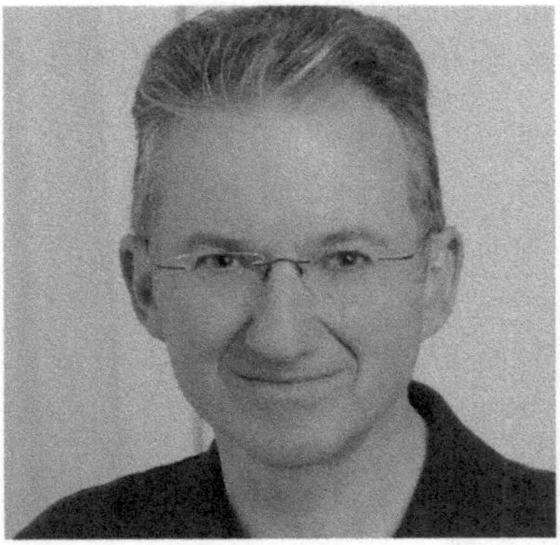

Heinz-Wilhelm Gößling, Dr. med., Studium der Medizin in Hannover, Facharzt für Neurologie, Psychiatrie und Psychotherapie; seit 2003 Leitender Oberarzt an der Psychiatrie Hannover-Langenhagen des Klinikums Region Hannover. Zusätzlich seit 2007 eigene Praxis für Coaching, Mentaltraining und Hypnose.

Heinz-Wilhelm Gößling gibt seit 1993 Fortbildungsseminare und ist als Dozent tätig, u. a. für die Ärztekammer Niedersachsen, die Milton-Erickson-Gesellschaft (M. E. G), die Deutsche Gesellschaft für Hypnose (DGH), die International Society of Hypnosis (ISH), die Gesellschaft für Verhaltenstherapie Hannover (gfvt). Veröffentlichung u. a.: *Hypnose für Aufgeweckte. Hypnotherapie bei Schlafstörungen* (2. Aufl. 2016).

Schwerpunkte: Hypnotherapie bei Schlafstörungen, Depressionen, Burn-out, Angststörungen, beruflichen und privaten Krisensituationen; Coaching und Mentaltraining für Ärzte, Führungskräfte und Unternehmer.

Kontakt: www.dr-hwg.de